밥심으로 산다는 말이 있습니다. 밥심의 '밥'은 밥만을 뜻하는 게 아니라 '밥상'을 의미한다고 합니다. 그 밥상에 올라오는 것들이 어떻게 키워지고 어떻게 만들어지는 건지 중년이 되어서야 알게 되었습니다. 그리고 이 책을 읽으며 '그 시절 그냥 먹던 음식이 약이었구나'를 알게 되었습니다. 『한의사 딸과 엄마가 텃밭에서 찾은 보약』을 통해 더 많은 사람이 뜻 맞는 사람들과 농사를 짓기를, 그래서 할아버지, 할머니, 아버지, 어머니가 하셨던 농사가 계속 이어지기를 바랍니다.

김선민 | '텃밭정원 가치지음' 농부

제철 채소가 엄마의 식탁에서는 한 끼 보약이나 다름없습니다. 특히 혹독한 추위를 이겨낸, 이른 봄 농사의 시작에서 만나는 두릅, 쑥, 냉이, 민들레는 텃밭에서 찾은 보약 중의 보약입니다. 텃밭 농사를 지으며 엄마가 수확한 제철 채소가 한의사 딸에게는 약재가 되고, 이는 곧 가족을 향한 처방약이 됩니다. 『한의사 딸과 엄마가 텃밭에서 찾은 보약』은 농사를 짓고 요리하는 엄마와 한의사 딸의 이야기로, 텃밭 농사의 가치와 가족의 소중함을 말하고 있습니다. 그리고 농사를 짓는 재미, 갓 수확한 작물을 먹는 즐거움, 텃밭 이웃과 나누는 기쁨을 통해 텃밭에서의 삶을 더욱 풍요롭게 만든다는 사실을 깨닫게 해줍니다.

곽은경 | '벽초지수목원 그린스쿨' 대표

권해진 원장님을 비롯해 많은 지인을 밭에서 자주 만나곤 합니다. 텃밭에 넘쳐나는 재료들로 맛있고 건강한 음식도 만들고 나눔을 하기 위해서

입니다. 건강하게 키우고, 건강하게 먹고, 모두 함께 즐거워하며 건강한 삶을 이어나갑니다. 텃밭지기의 하루는 늘 텃밭에서 시작됩니다. 이 책의 제목처럼 보약을 찾으러 가는 것입니다. 많은 사람이 이 책을 읽어보고 공감하며 텃밭 가꾸기를 하면 좋겠습니다.

배경연 Ι '연꽃이 꿈꾸는 텃밭' 주인장

도시농부로 10년의 시간을 밭에서 보냈는데도 씨앗을 보면 항상 경이롭습니다. 작은 씨앗 안에 다양한 색과 모양을 가지고 있으니까요. 저는 그 많은 씨앗 중에 옥수수 씨앗이 제일 신기합니다. 유기재배로 농사를 짓다 보면 아무래도 화학 농사를 짓는 분들보다 수확량이 적은 편인데도 옥수수 한 대에 한두 자루를 수확할 수 있기 때문입니다. 이렇듯 이 책에는 텃밭 농사를 짓지 않으면 모를, 그런 놀라운 경험들이 담겨 있습니다. 이제 저는 작년에 말려둔 옥수수 알갱이를 갈무리해서 옥수수공동체 꾸릴 준비를 하려고 합니다. 함께하실 분들, 어서 밭으로 오세요.

안성선 Ι '텃밭정원 가치지음' 농부

사계절 내내 텃밭 그 작은 공간에 얼마나 많은 것을 품고 있는지! 이 책을 보면 바쁜 일상의 조급함을 내려놓게 하는, 텃밭으로 향하는 가벼운 발걸음이 생생하게 전해집니다. 선선한 가을날 흔들리는 도라지의 보라색 꽃들과 눈맞춤을 하는 이 작은 교감에서 우리가 종종 치유를 받듯, 이 책을 통해 텃밭이 선사하는 풍요로움 또한 맘껏 누려보시길 바랍니다.

우선화 Ι '심학산 자급자족 텃밭' 도토리 농부

텃밭을 좋아하는

_____ 께

_____ 드림

Garden of food therapy

Written by Kim mi ok. Kwon hae Jin.

Published by BOOK OF LEGEND Publishing Co., 2024.

한의사 딸과 엄마가

텃밭 에서

찾은 보약

권해진 · 김미옥 지음

책이라는신화
BOOK OF LEGEND

친정엄마가 경기도에서 텃밭 농사를 지으신 지도 벌써 10년이 넘었습니다. 주말이면 엄마는 텃밭에 물을 주거나 모종을 심으러 가시곤 하는데요. 그때마다 저는 작은 일손이나마 보탭니다. 수확물이 나오면 제일 많이 먹는 사람이 저와 제 아이들이라서 말이지요. 제가 한의사인지라 식구 중 누가 아프다고 하면 침과 탕약으로 돌봐주지만, 평소에는 엄마가 손수 키우신 텃밭 작물이 저와 아이들의 건강을 책임지고 있습니다. 그러니 실제로 한의(韓醫)를 돌보는 분은 식의(食醫)인 저희 엄마인 거지요.

50년 전만 해도 마당 한쪽에 푸성귀 없는 집이 없었고, 농사짓는 부모님 댁에서 그때그때 채소를 얻어오는 집이 많았습니다. 하지만 지금은 텃밭보다는 마트 채소 코너에 더 익숙해져 있습니다. 제철에 나는 채소보다 하우스에서 재배된 채소를 먹는 세상에 살고 있지요. '계절을 모르고 먹는 채소'라는 말이 어떻게 들리나요? 그만큼 우리나라 농업기술이 발전했다는 말로 들리나요? 아니면 풍요 속에서 '계절을 잃어버린 우리 몸'이라는 말로 느껴지나요?

저의 첫 책인 『우리 동네 한의사』가 나오고 『한의신문』과 인터뷰를 한 적이 있습니다. 그게 인연이 되어 쉬운 한의학으로 한의사뿐 아니라 일반인도 읽을 수 있는 글을 신문에 연재해달라는 부탁을 받게 되었지요. 일반인도 읽을 수 있는 쉬운 한의학이라고 하니 '어떤 글을 써야 할까?' 고민이 됐습니다. 그때 엄마가 이렇게 말씀하셨습니다.

"밥이 보약이지. 그냥 그때그때 우리가 먹는 거 써보면 안 되겠나?"

그렇습니다. '제철 음식', 이것만 한 보약이 없습니다. 하지만 우리가 지금 먹는 음식이 어느 계절에 나오는 작물로 만든 것인지는 잘 모릅니다. 그때부터 저는 농업기술의 발전과 풍요 속에 놓인 우리의 식생활을 돌아보았습니다. 그리고 태양 아래 땅에서 비바람을 맞으며 자라고 있는, 내 몸에 꼭 필요한 보약 같은 계절 음식을 생산하는 '텃밭'에서 그 해답을 찾기로 했습니다.

『한의신문』에 1년 반쯤 연재했을 때, 한의사협회로부터 감사패를 받았습니다. 그러면서 한의사협회에서 발간하는 신문이지만 포털 검색을 통해 일반인도 많이 보는 코너라는 인사말을 들었습니다. 아무래도 저희 텃밭 사진, 엄마의 요리법과 음식 사진, 한의학 정보 등이 들어가다 보니 간단하고도 실용적이어서 일반인들이 보기에 딱 적당한 코너였나 봅니다.

그런데 연재했던 글들을 모아 종이책으로 내려니 내용도 너무 단편적으로 느껴지고, 사진도 전문적이지 않아 걱정이 많이 되었습니다. 그래서 다시 쓰는 마음으로 글을 보강해 나갔습니다. 부추, 완두, 자소엽, 옥수수, 생강, 땅콩, 호박, 팥은 텃밭 관련 서적을 많이 참조하였고, 쑥, 냉이, 두릅, 민들레는 야생초 관련 책에서 자료를 많이 얻었습니다. 물론『동의보감』을 비롯한 한의 서적에서 관련 자료를 찾기도 했습니다. 종종 일반인 대상 강의를 할 때 서로의 아침 밥상 사진을 공유하고 이야기 나누었는데, 그런 계기를 통해 글에 필요한 더 많은 자료를 찾거나 영감을 얻기도 했습니다.

엄마의 요리 사진은 그림으로 대체되었습니다. 아쉽기는 하지만 그 대신 제 환자이면서 텃밭 동화책을 내신 식물세밀화 작가 장순일 선생님이 그림을 그려주셔서 책이 더 풍성해졌습니다. 이 자리를 빌려 감사의 인사를 전합니다. 또한 한의학적 부분의 감수를 봐주신 대구 비엠한방내과한의원 이제원 원장님께도 감사드립니다.

그간 한의학 공부를 하느라 요리에는 소홀히 했습니다. 엄마에게 살림을 맡기고 뒷전에 물러나 차려진 밥상을 먹기만 하고 요리 배울 생각은 잘 못했는데, 텃밭에서 찾은 보약에 대해 글을 쓰면서 부엌에 머무르는 시간이 조금씩 늘어났습니다. 엄마와 함께 요리를 만들어보며 요리법을 정리하다 보니 공부가 절로 되었습니다. 이런 기회가 아니라면 엄두도 못 냈을 일이겠지요. 또한 음식을 통해 사람을, 추억을 떠올리는 계기가 되기도 했습니다.

자급자족(自給自足)을 꿈꾸며 텃밭에서 제철 채소를 키워 먹고 있습니다. 그것만으로도 몸은 이미 건강해진 듯합니다. 모든 제철 채소는 보약이니까요. 거기에 소박하지만 간단한 요리를 보탭니다. 내가 먹을 것을 직접 키우고, 만들고, 먹어보는 삶까지 누려보면 좋겠습니다.

딸 권해진(한의사)

차례

Contents

여름

가을

봄

Spring

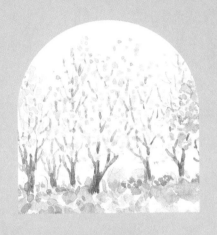

3월 돼지감자

4월 쑥

5월 부추

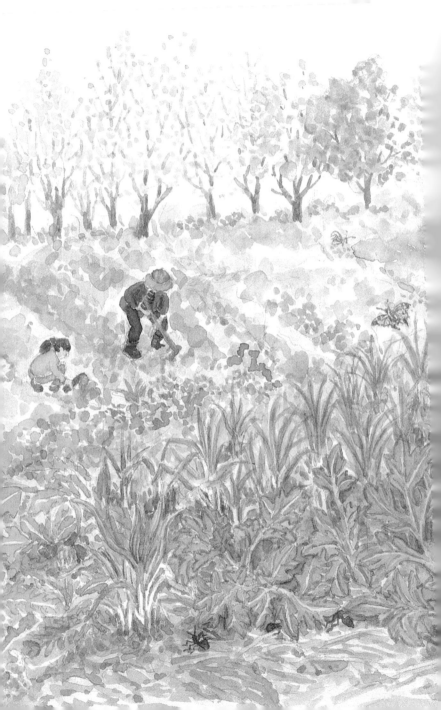

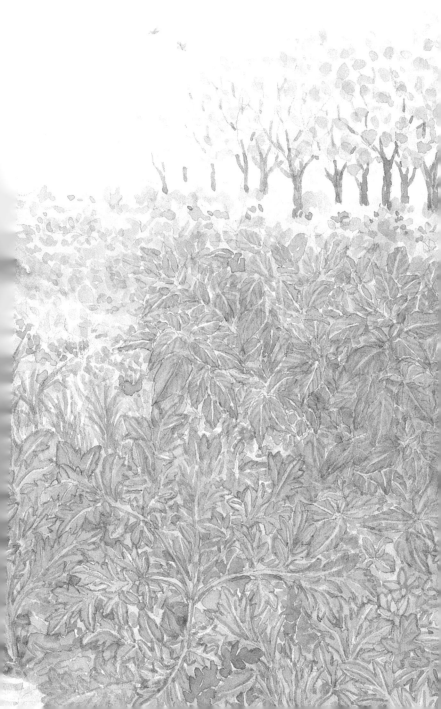

혈당을 내려주는
돼지감자

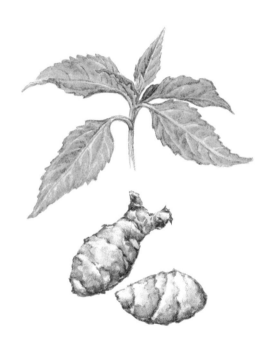

혈당 수치를 안정시키는 이눌린 성분이 들어 있어서

당뇨병에 도움이 됩니다.

새해는 1월부터 시작이지만 텃밭은 봄인 3월부터 시작됩니다. 1년 농사를 잘 지으려면 텃밭에 어떤 작물을 키울지 계획을 세워야 하는데요. 그 시기가 바로 3월입니다.

농부학교에서 교육을 받으면 재배 계획서 작성을 꼭 하라고 이야기합니다. 그 이유인즉슨 초보일수록 의욕이 넘쳐서 씨를 한꺼번에 뿌리다 보면 너무 많은 작물이 몰려서 자랄 수 있기 때문입니다. 그뿐인가요. 넝쿨이 올라가는 작물은 남의 밭에 그늘을 드리울 수 있는 우려가 있고, 작년에 심었던 작물을 같은 자리에서 키우면 영양이 부족해 잘 자라지 못할 수 있습니다. 따라서 심는 자리를 조금씩 바꿔주면서 작물이 잘 자랄 수 있도록 계획을 제대로 세우는 게 중요합니다.

계획을 세운 다음에는 땅을 정리해야 합니다. 겨우내 쌓여 있던 낙엽, 추위에 딱딱하게 굳어 있는 흙, 수확 후에 그대로 남아 있는 배추 뿌리 등을 정리해 텃밭을 재정비하는 거죠. 그렇게 한 뒤에는 퇴비를 뿌려서 흙과 잘 섞어줍니다. 흙에 영양분을 주는 것인데요. 씨앗이나 모종을 심기 전에 미리 퇴비를 뿌리는 것은, 퇴비가 발효될 때 식물이 해를 입지 않도록 하기 위해서입니다.

올해 저는 땅을 정리하다가 뜻밖의 보물을 발견했습니다.

"엄마 이거 봐! 돼지감자야. 근데 먹을 수 있는 거야?"

"진짜네! 지난가을 고구마 캘 때 하지감자가 나와서 놀랐는데…… 이번엔 돼지감자가 나왔네! 그냥 두면 또 싹이 올라오고 열매가 열리니까, 그냥 둘까?"

"어? 매해 심는 게 아니었어? 일반 감자처럼 씨눈만 따로 다시 심는 줄 알았는데."

"돼지감자는 워낙 번식이 잘되어서 그냥 두어도 알아서

크더라. 여름에 키가 너무 커지면 해를 가려서 다른 작물에 피해가 될까 봐 밭 가장자리에 키웠었잖아. 노란 돼지 감자 꽃, 너도 봐서 알지? 참 예뻐."

작년 가을에 수확을 놓친 돼지감자가 겨울을 견디고 선물처럼 나왔습니다. 땅이 얼기 전에 캤어야 했는데 그 시기를 놓쳐 그냥 내버려두었거든요. 근데 용케도 썩지 않고 살아남아 있었습니다. 정말 귀한 선물이지요?

돼지감자는 '국우(菊芋)'라는 약초명을 가지고 있습니다. 국화 '국(菊)' 자를 통해 국화과라는 것을 알 수 있는데요. 이름만 보면 토종 같지만 실제로는 북아메리카가 원산지인 국화과의 귀화식물로, 9~10월에 노란 꽃이 핍니다. 돼지감자의 꽃이 참 예쁜 데 반해 우리가 먹는 뿌리(덩이줄기)의 모양새는 조금 반전이 있습니다. 뿌리를 이리저리 돌려보면 어쩐지 돼지코같이 생겼는데요. 그래서 '돼지감자'라 불리고, 생김새가 엉뚱하다고 해서 '뚱딴지'라고도 불립니다. 뚱딴지같은 소리 한다고들 하잖아요? 네, 바로 그 뚱딴지입니다.

돼지감자라는 이름만 보아서는 얼핏 일반 감자와 비슷

할 것 같지만, 효능이나 이용법은 전혀 다릅니다. 돼지감자에는 '이눌린(Inulin)'이란 성분이 들어 있는데요. 수용성 식이섬유로서 칼로리가 낮은 다당류입니다. 다당류라는 말에 혈당이 높아지는 건 아닐까 걱정할 수 있지만, 장내에 흡수되지 않기에 혈당을 높이지는 않습니다. 오히려 장내 미생물에 의해 발효되고, 이 과정에서 장내 환경을 개선하고 배변 기능을 촉진하는 작용을 하면서 장 건강에 도움을 줍니다. 다시 말해 돼지감자 속 이눌린 성분이 혈당이 급히 올라가는 것을 방지하기 때문에 그러한 측면에서 당뇨병에 도움이 되는 것입니다.

이눌린 성분은 열을 가할수록 잘 추출되기에 돼지감자의 경우 차로 많이 우려먹습니다. 돼지감자차가 당뇨병의 민간요법으로 유명해진 것도 이런 이유 때문이겠지요. 저희 집은 생것을 요리해 먹기도 하고, 잘 말려서 차로 마시기도 합니다. 특히 차의 경우에는 시판용으로 워낙 잘 나오지만, 손수 만든 차를 마시면 더더욱 건강해지는 느낌이 듭니다. 텃밭에서 키운 작물이 식탁에 오르기까지의 과정을 지켜본다는 것만으로 믿음이 가니까요. 이쯤에서 텃밭에서 키운 돼지감자로 차 만드는 법을 잠깐 소개해볼게요.

첫째, 돼지감자를 최대한 얇게 썰어줍니다. 단, 돼지감자는 딱딱하고 작아서 자르기 쉽지 않기 때문에 아주 조심히 잘라주셔야 합니다.

둘째, 잘라둔 돼지감자를 수분이 없어질 정도로만 살짝 말려줍니다.

셋째, 프라이팬에 건조시킨 돼지감자를 넣고 낮은 온도에서 덖은 뒤에 식혀줍니다. 이때 덖고 식히고를 여러 번 반복하면 더 고소한 차를 얻을 수 있습니다.

이제 돼지감자차의 맛을 음미해볼까요. 언뜻 둥굴레차와 맛이 비슷하기도 한데요. 돼지감자만의 구수한 맛이 있어서 한 번 빠지면 헤어 나올 수가 없습니다.

저는 종종 환자분들과 텃밭에서 수확한 작물 이야기를 나누곤 하는데요. 그래서 이제는 제가 텃밭 농사를 짓는다는 걸 모르는 환자가 없습니다. 오늘은 주말에 돼지감자 선물을 받았다고 자랑했더니, 환자분이 "한의원도 바쁜데 언제 농사를 짓는 거예요?"라고 물으시더라고요. 맞아요, 텃밭은 손이 많이 가서 가꾸기가 쉽지 않습니다. 그래서 솔직히 말씀드렸어요. 손이 많이 가는 작물은 매해 줄여나가게 되고, 손이 덜 가고 수확량이 많은 작물은 점점 늘리게 된다고 말이지요. 그러다 보니 저희 텃밭에는 돼지감자는 물론이고 고구마, 감자가 늘 자리해 있습니다. 특히 돼지감자는 번식력이 좋아서 땅에 하나 정도만 남아 있어도 봄이 되면 풀이 무성하게 자라고 가을에는 꽃이 핍니다. 겨울을 앞두고 캐보면 여기저기서 돼지감자가 나오지요.

텃밭에 있는 작물들은 하늘과 땅이 알아서 길러줍니다. 저는 가끔 흙을 북돋아 주기만 하지요. 이렇게 말하고 보니 제가 좀 게으른 것처럼 보이나요? 그런데요, 봄 농사는 좀 게으를수록 좋다는 말이 있어요. 땅에 파릇파릇 잡초들이 올라오는 것을 보고 부지런히 모종을 심으면 냉해를 입기 쉽거든요. 그러니 좀 늦었다 싶을 때 모종 가게로 달려가서 원하는 작물의 모종을 구입하면 좋습니다. 단, 돼지감자나 상추 모종은 좀 부족하다 싶을 정도만 구입하세요. 적당히 심어도 이웃들에게 나눠줄 정도로 넘치게 거둬들일 수 있기 때문입니다.

참, 앞서 돼지감자는 번식력이 좋다고 말씀드렸는데요. 그래서 땅을 정리할 때 그대로 놔두면 그 주변에 다른 작물들을 키우기가 어렵습니다. 저는 이번에 땅을 정리하면서 발견한 돼지감자를 모조리 캐서 차로 만들었습니다. 한두 뿌리만 남겨두고요. 그래도 가을이 되면 돼지감자를 많이 얻을 수 있으니까요. 차를 만들고도 남을 만큼 꽤 많은 양이 나와서 깍두기로도 담가 먹습니다. 무보다는 달지 않지만 상큼하게 아삭거리는 식감이 있어서 자꾸 당기는 맛이 있거든요.

김치는 조금 많이 담가야 맛있는 것 같아요. 그리고 더 맛있게 먹는 최고의 방법은 주변 사람들과 나눠 먹는 것일 테고요. 봄인데도 아직 날이 쌀쌀합니다. 쑥도 캐고 모종도 심을 겸 뜨끈한 돼지감자차를 보온병에 넣어가지고 텃밭에 나가봐야겠습니다. 오래간만에 얼굴을 보는 텃밭 지인들에게 돼지감자 깍두기도 조금씩 나누고요. 여러분도 돼지감자 깍두기를 담가서 여러 사람과 함께 나누어 드시며 봄을 만끽하시길 바랍니다.

돼지감자 깍두기

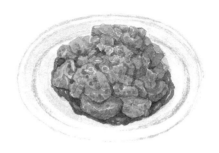

재료: 돼지감자, 고춧가루, 마늘, 생강청, 액젓, 통깨

1. 돼지감자를 깨끗이 다듬고 씻어둡니다.

2. 씻어둔 돼지감자를 깍둑썰기합니다.

> **엄마의 말** 돼지감자는 김치 담글 때처럼 소금에 절이지 않고 생것을 사용합니다. 그래서 오래 두고 먹을 수는 없지만, 금방 담가 먹으면 아삭하면서 씹는 맛이 있답니다.

3. 고춧가루, 마늘, 생강청, 액젓, 통깨를 넣어 김치 양념을 만듭니다.

4. 잘라놓은 돼지감자에 김치 양념을 넣고 버무리면 완성입니다.

> **엄마의 팁** 단맛을 가미하고 싶다면, 배즙이나 사과즙을 추가해주면 좋습니다.

생리통을 완화해주는
쑥

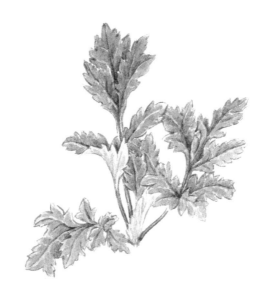

따뜻한 성질을 가지고 있어서

배가 차서 생기는

부인과 질환에 많이 사용합니다.

날이 따뜻해지면 집 밖으로 나가고 싶은 마음이 생깁니다. 코끝은 시리지만 햇살이 따뜻하니까요. 산책하면서 눈을 들어봅니다. 초록 싹들이 곳곳에 있네요. 허리를 구부리고 손으로 쓱 만지니 쑥 향기가 솔솔 올라옵니다.

봄이 오면 저는 제일 먼저 쑥을 떠올립니다. 쑥국, 쑥개떡, 쑥버무리, 쑥차 등 입맛을 돋우는 쑥 요리가 너무 많이 있잖아요. 생각만 해도 입맛을 다시게 됩니다. 특히 엄마가 쑥으로 만든 음식은 말할 것도 없습니다. 엄지척이 절로 나오지요. 올해도 어김없이 엄마는 밭에서 쑥을 캐오셨습니다. 쑥

향기가 진동하는 그 순간 '완연한 봄이구나!' 하고 느껴졌습니다. 그런데 엄마가 캐오신 쑥 양이 너무 적어 보이더라고요. 그래서 이렇게 물었지요.

"엄마, 어린 쑥을 캐야 맛있는 건 알겠는데, 고생에 비해 너무 양이 적은 것 같아. 다음 주 정도 되면 딱 좋은 크기가 될 것 같은데 더 자란 다음에 캐오지."

"모르는 소리 하지 마. 조금 더 클 때까지 기다리면 다른 사람들이 다 캐버리는걸. 눈에 띌락 말락 할 때 캐야 해!"

경기도에서는 4월 후반쯤에 텃밭을 개장합니다. 그때는 쑥이 올라오는 시점이라 텃밭을 구경하러 온 분들이 종종 쑥을 캡니다. 쑥은 보통 여기저기 널려 있어서 내 땅 남의 땅 할 것 없이 캐서 먹는 풀이라는 인식이 많은데요. 그래서일까요. 같은 자리에서 계속 농사를 짓다 보니 일부러 쑥밭을 만들어 두었는데, 종종 주인 없는 밭인 줄 알고 우리 밭에 들어와 쑥을 캐가는 일이 종종 생깁니다. 이것만 봐도 봄에는 쑥이 정말 한 인기 하는 것 같습니다.

저희 엄마 역시 쑥을 참 좋아하시는데요. 특히 아주 어린 쑥으로 만든 쑥국을 좋아하십니다. 그래서인지 이맘때 쑥

캐러 나가실 때 엄마의 얼굴을 보면 왠지 행복해 보입니다.

"엄마는 언제부터 쑥을 좋아했어? 어렸을 때부터야?"

"아니! 시집와서 네 할머니가 봄에 쑥국을 끓여주시는데, 그게 너무 맛있더라. 그때부터 즐겨 먹었어."

된장을 풀고 쑥을 넣어 끓인 구수하고도 향긋한 쑥국의 맛. 엄마는 그 맛이 잊히지 않는다고 했습니다.

"우리 할머니도 쑥을 좋아했나 보다. 그러니까 맛있게 끓이는 비법을 아는 거 아닐까."

"네 할머니는 쑥을 안 좋아하셨어. 그거 알아? 네 할머니가 쑥으로 요리는 많이 해주셨는데 정작 자기는 안 드셨던 거. 옛날에 하도 많이 먹어서 안 드신다고 하더라."

할머니는 가난한 청년을 만나 결혼해 경상남도 언양에서 농사를 지으면서 사셨습니다. 듣기로는 시골도 그런 시골이 없었답니다. 한국전쟁이 났는지도 모르고 사셨을 만큼 외따로 떨어진 곳이었다더군요. 넉넉지 않은 살림에 4남 2녀를 키우셨으니 얼마나 고생이 많으셨을까요. 산에서 나물을 캐와서 먹던 그 시절, 특히 보릿고개라고 하는 초봄이면 쑥 말고는 먹을 게 없었다고 합니다. 육남매에게 밥이라도 먹이려면 자신은 쑥으로 배를 채워야 했던 것이지요.

　이런 슬픈 사연을 듣고 보니 쑥 캐러 가시는 엄마의 얼굴이 행복해 보였던 것은 저의 착각일지도 모른다는 생각이 들었습니다. 정작 자신은 안 먹어도 맛있게 쑥국을 끓여서 내어주시는 시어머니를 생각하는, 그리움이 담긴 미소를 제가 본 것일지도요.

　쑥 종류가 많이 있는데, 그중 한의원에서 쓰는 쑥은 크게 세 가지입니다. 개똥쑥 '청호', 사철쑥 '인진호' 그리고 음식으로 많이 먹는 일반 쑥 '애엽'이 있습니다. 세 가지 모두 국화과로 분류되지만 효능은 조금씩 다릅니다.

　'청호'는 찬 성질이 있어서 여름에 더위를 먹었을 때 사용합니다. 특히 청호에서 추출한 아르테미시닌(Artemisinin)이라는 성분은 1972년 중국의 여성 과학자 투유유에 의해 말라리아 치료에 효과가 있다고 발견되기도 했습니다.

　'인진호' 역시 찬 성질을 가지고 있는데요.『동의보감』탕액편 초부에서는 인진호에 대해 다음과 같이 나옵니다.

"성질이 약간 차고, 맛은 쓰고 매우며 독이 없다. 조금 있다고도 한다. 열이 뭉쳐서 생긴 황달로 온몸이 누렇고 소변이 잘 나오지 않는 데 주로 쓴다. 돌림병으로 열이 나고 발광하는 것, 머리 아픈 것과 정학(악성 학질의 하나)을 치료한다."

열이 있는 황달에 사용되는 약초로 민간에 널리 알려진 인진호는, 현대에도 임상에서 황달이나 바이러스성 간 질환을 비롯해 여러 간 질환, 담낭 질환 치료에 광범위하게 사용되고 있습니다.

반면 '애엽'은 따뜻한 성질을 가지고 있어서 배가 차서 생기는 부인과 질환에 많이 사용합니다. 이런 내용은 『동의보감』 부인편 단방 초부에서 살펴볼 수 있습니다.

"성질이 따뜻하고 맛은 쓰며 독은 없다. 온갖 오래된 병과 부인의 붕루에 주로 쓴다. 태를 든든하게 한다. 3월 3일과 5월 5일에 잎을 따서 볕에 말린다."

냉을 없애주고 '붕루', 즉 자궁 부정 출혈에 좋은 효능을 가지고 있으니, 쑥이 여자에게 좋다는 말은 바로 이런 내용을 토대로 나온 것입니다. 따라서 평소에 손발이 차거나 자궁쪽이 좋지 못하다면 쑥을 먹으면 도움이 됩니다. 그러고 보면 할머니가 며느리인 우리 엄마에게 쑥국을 끓여주신 것도 애엽이 여자들에게 좋다는 것을 알고 계셨기 때문일지도 모르겠네요.

쑥은 꽃이 피기 전까지 먹을 수 있다고 하지만, 되도록 어린잎을 따서 드시길 추천드립니다. 날이 따뜻해지는 5월쯤이면 쑥들이 키가 조금 더 크면서 뻣뻣해지는데, 요리해 먹기에는 잎이 너무 질기고 맛도 강하거든요. 그렇다고 해서 아예 못 먹는 건 아닙니다. 국으로 먹기에는 조금 강하지만 떡에 넣어서 먹으면 맛과 향을 즐기기에 좋습니다. 할머니도 조금 큰 쑥으로는 인절미를 해서 가져다주셨는데요. 당시를 회상해보면 그때 저는 쑥보다 인절미 콩고물을 더 맛있게 느꼈던 것 같아요. 쑥의 진짜 맛을 몰랐던 시절이었지요. 지금은 그 맛을 너무 잘 알아서 쑥을 직접 캐러 다닙니다.

쑥으로 만든 음식 중에서는 된장국을 제일 많이 먹지만,

쑥 향을 깊게 느끼고 싶을 때는 특별히 맑은 국물의 쑥 완자 탕을 만들어 먹습니다. 쑥을 넣고 동글동글 만든 완자를, 버섯과 멸치 등으로 우려낸 육수에 퐁당 넣어서 끓인 탕입니다. 완자에 닭고기나 소고기를 사용하면 고기의 단백질과 쑥의 비타민이 조화롭게 어우러질 수 있고, 새우를 사용하면 새우에 없는 비타민을 쑥이 보충해줘서 건강한 밥상을 차리기에 더더욱 좋습니다. 완자탕에 쑥을 넣으면 무엇보다 쑥 향이 배가되면서 자신이 주인공임을 뽐내니 꼭 챙겨 먹어야만 하는 제철 음식입니다.

봄이 되면 산과 들에는 어김없이 쑥이 많이 자라 있습니다. 그렇지만 할머니는 쑥을 캐러 가실 수가 없습니다. 노환과 치매로 요양원에 계시기 때문이지요. 평생을 많이도 캐셨으니 이제는 저와 엄마가 열심히 캐야겠습니다. 할머니를 추억하면서 말이지요.

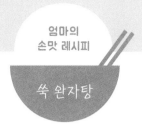

엄마의
손맛 레시피

쑥 완자탕

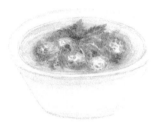

재료: 쑥, 멸치, 표고버섯, 새우, 청주, 후추, 쌀가루, 소금, 마늘, 대파, 물, 집간장, 된장

1. 쑥을 다듬은 뒤, 남아 있는 흙을 제거하기 위해 물에 담가둡니다.

2. 냄비에 물을 붓고 멸치와 표고버섯을 넣어 육수를 끓입니다. 물론 집에 있는 다른 육수 재료를 넣어도 괜찮습니다.

3. 새우를 다지고, 여기에 청주와 후추를 조금 넣고 버무립니다.

   엄마의 팁 새우를 다질 때, 새우 살이 알알이 씹히도록 적당히 다져주면 식감이 좋습니다.

4. 쑥을 알맞은 크기로 썰고, 다진 새우와 쌀가루를 넣어서 섞어줍니다. 여기에 약간의 소금으로 간을 해준 뒤 완자를 빚어줍니다.

5. 만들어놓은 육수에 된장 한 수저를 잘 풀어서 넣습니다.

   엄마의 팁 된장을 풀어줄 때 채망을 사용하면 덩어리 없이 깨끗한 육수를 만들 수 있답니다.

6. 육수가 끓으면, 이제 빚어놓은 완자와 약간의 쑥, 마늘, 대파를 넣고 다시 한소끔 끓입니다.

7. 마지막으로 집간장(국간장)과 소금으로 간을 맞춰줍니다.

간 기능을 돌보는
부추

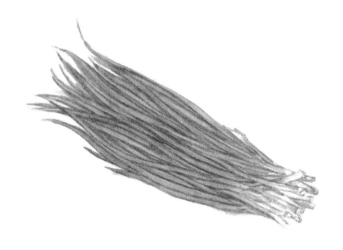

따뜻한 성질을 가지고 있어서 소화에 도움을 주고

해독작용을 함으로써

간 기능을 개선해줍니다.

봄이 되면 시부모님께서 겨우내 키운 작물을 보내주셨습니다. 시어머니는 택배를 부치고 늘 이렇게 말씀하셨지요.

"아시정구지는 맏사위도 안 준다고 하는 기다."

경상도에서는 부추를 '정구지'라고 부릅니다. 그리고 '아시'는 일본어 같지만 경상도 방언으로 '맨 처음'이라는 뜻입니다. 다시 말해 '아시정구지'는 겨울을 견디고 나온 '초벌 부추'를 이르는 말입니다. 긴 시간 동안 추위를 견디고 자라난 부추이니만큼 몸에 좋은 건 말할 것도 없습니다. 그래서 시어머니께서 귀한 것을 보내준다고 말씀하신 거지요.

다음 날, 집에 도착한 상자에는 봄의 기운이 물씬 느껴지는 선물이 들어 있었습니다. 움파, 두릅, 산나물 등 신선한 제철 채소가요. 그중에서도 아시정구지는 제게 봄맞이 채소처럼 느껴졌습니다. 이 귀한 부추를 먹고 올 한 해도 열심히 살아야겠다고 다짐했지요.

제게는 봄맞이 채소이지만 원래 부추는 다년생 작물입니다. 이른 봄에 씨앗을 뿌리면 5개월이 지났을 때 뜯어 먹을 수 있을 만큼 자라나지요. 생각보다 자라는 게 더디죠? 그래서 보통 텃밭에 심을 때는 부추 모종을 심기도 하고, 기존에 심겨 있던 부추를 뿌리째 캔 뒤 옮겨심기 방식으로 재배합니다. 부추가 자리를 잡고 잘 자라면 꽃이 피는 시기를 제외하고 언제든지 잎을 뜯어 먹을 수 있습니다. 수시로 수확이 가능한 작물이지요. 그래도 한자리에서 3~4년 정도 재배한 후에는 옮겨 심어주는 것이 좋습니다. 자리를 옮기면 더 영양가 있는 부추를 얻을 수 있기 때문이죠. 겨울에 뿌리가 어는 건 아닐까 걱정하지는 않아도 됩니다. 부추는 영하 40도까지 견디니까요. 텃밭 한자리를 계속 차지하고 있으니, 저희 텃밭의 터줏대감이나 다름없습니다.

몇 년 전부터 저는 봄을 조금 늦게 맞이하게 되었습니다. 시부모님이 돌아가셨기 때문입니다. 이제는 아시정구지가 든 택배도 오지 않습니다. 그래도 시부모님이 돌아가시기 전에 경주 밭에 있던 부추를 뿌리째 캐서 저희 텃밭에 옮겨 심었더니 매년 알차게 부추를 맛보게 되었습니다. 몇 번 자리를 옮겼지만, 그럼에도 불구하고 우리 집 부추의 고향은 시댁이 있던 경주입니다. 그 부추가 잘 자라서 올해는 5월에 수확을 했습니다.

부추의 잎은 한약재로 쓰이지 않지만 『동의보감』에 '구채'라는 이름으로 소개되고 있습니다. 그 내용을 한번 볼까요.

"성질이 따뜻하고(뜨겁고) 맛은 맵고 약간 시며 독이 없다. 심으로 들어간다. 오장을 편안하게 하고 위열을 없애며, 허약한 것을 보하고 허리와 무릎을 따뜻하게 하며, 흉비를 없앤다."

"가슴속의 어혈과 체기를 없앨 수 있고 간기를 충실하

게 할 수 있다."

"곳곳에 있는데, 한 번 심으면 오래도록 자라나서 구(韭)라고 한다. 밭에 씨를 심으면 1년에 3~4번 잎을 베어내도 그 뿌리가 상하지 않고 계속 자라나고, 겨울에도 잘 덮어주기만 하면 봄이 되기 전에 다시 자라나니 과연 한 번 심으면 오래도록 자라나는 것이다. 채소 가운데 이것이 가장 따뜻하고 사람에게 유익하기 때문에 늘 먹어야 한다."

"특히 맵고 냄새가 나기 때문에 수양하는 사람들이 피한다."

"즙을 짜 먹거나 김치를 담가 먹는데, 모두 좋다."

한의학을 공부하면서 『동의보감』의 위대함을 많이 느꼈는데요. 이번에 부추에 대해 다시금 살펴보다 『동의보감』이 친절하기까지 하다며 감탄을 금치 못했습니다. 의서이니 어떤 증상에 좋은지 나오는 건 당연하지만, 밭에 심었을 때 어떻게 자라는지, 봄에 다시 자라게 하려면 겨울에 잘 덮어두라는 방법까지 설명되어 있으니 말입니다. 거기다 사람을 유익하게 하니 늘 먹으라는 조언에, 그 향 때문에 수양하는 사람이

기피한다는 이야기와 먹는 방법까지 기록되어 있습니다. 이런 면을 보면 민중을 위한 책이라 더 위대하게 느껴집니다.

어쩌다 보니 『동의보감』 이야기가 길어졌네요. 다시 돌아와 효능에 대해 이야기하자면, 구채는 위(胃)에 들어가 속을 따뜻하게 하고 기를 아래로 내려줍니다. 채소 대부분이 차가운 성질을 가지고 있는 데 반해 구채는 따뜻한 성질을 가지고 있습니다. 그래서 찬 성질의 돼지고기와 같이 먹기에 좋지요. 돼지고기 보쌈을 주문하면 부추무침이 같이 오는 것도 이 둘의 조합이 잘 맞기 때문입니다. 혹여 돼지고기를 먹고 자주 체하는 사람이라면 부추를 같이 먹어보세요. 소화에 도움을 줄 겁니다. 또 구채는 간(肝)의 혈을 잘 풀어내는데, 해독작용을 해줘서 간 기능 개선에 도움을 줍니다.

부추의 종자, 씨앗인 '구자'는 가을에 채취해서 살짝 볶아 약재로 사용합니다. 콩팥의 기운을 올려주기 때문에, 자신도 모르게 정액이 흘러나오거나 소변을 자주 보는 증상을 치료하는 데 씁니다. 구자에는 독이 없지만, 한의학에서는 구자를 맵고 따뜻한 약재로 분류해 허하면서 열이 뜨는 사람은 먹지 않게 하고 있습니다.

부추의 뿌리인 '구근'은 한의서에 어혈을 치료하는 약으로 등장합니다. 하지만 구자와 마찬가지로 허하면서 내부에 열이 있거나 열로 인해 종기가 생긴 사람에게는 좋지 않습니다.

오늘 반가운 봄비가 왔습니다. 봄 텃밭에는 먹거리가 많이 자라지만, 최근에는 워낙 가물고 풀도 자라지 않아서 은근히 속이 상해 있었습니다. 다행히도 봄비가 땅을 충분히 적셔주었네요. 그래서인지 가늘게 올라오던 부추가 물을 머금고 통통하게 쑥 올라왔습니다. 역시 식물에게는 비가 거름이고 보약입니다.

아시정구지라고 하기에는 조금 늦게 수확했지만, 텃밭에 자라난 귀한 부추로 맛있는 요리를 해서 대접하고 싶은 분이 있었습니다. 이사도 한 김에 그분에게 "저희가 텃밭에서 키운 채소로 대접하니 부담 없이 오세요" 연락을 드리고 분주하게 준비했습니다. 회와 수육을 배달시키고 서둘러 부추를 듬뿍 넣고 새콤달콤하게 무쳐서 내어놓았습니다. 따뜻한 성질을 가진 부추는 회나 성질이 찬 돼지고기 수육과 아주 잘 어울리거든요. 부추무침을 하다 보니 시어머니와 함께했던 기억이 떠올랐습니다. 추석 때 시어머니와 함께 부쳐 먹던 부추전과 막걸리 한잔. 부추가 제 기억을 시시때때로 쏙 뽑아드네요. 봄부터 가을까지 부추가 끝도 없이 자라는 것처럼요.

여름이 끝날 무렵, 하얀 부추꽃이 핍니다. 그 꽃이 피기 전까지는 부추를 계속 먹을 수 있습니다. 정말 큰 축복이지요. 부추꽃이 피기 전에 텃밭에서 오이를 따다가 부추와 함께 김치를 담그는 것은 제가 봄에 하는 일들 중 하나인데요. 그날은 그야말로 밥 한 공기 뚝딱입니다. 오이의 차가운 성질과 부추의 따뜻한 성질이 혼합된 부추오이김치는 두말할 필요 없이 궁합이 딱 맞는 음식이지요.

옛날에 봄에 난 부추는 인삼과도 바꾸지 않을 만큼 귀하게 여겼다고 합니다. 그 귀한 부추로 요리해서 누군가에게 대접하는 것도 좋지만, 우선 자기 자신에게 대접해보는 것은 어떨까요. 내가 가장 귀한 사람이니까요.

엄마의
손맛 레시피

부추오이김치

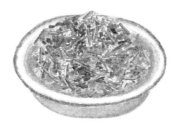

재료: 부추, 오이, 양파, 멸치액젓(또는 새우젓), 굵은소금, 물, 고춧가루, 생강청, 마늘, 통깨

1. 부추는 씻어서 물기를 없애고 약 5~10cm 길이로 썰어줍니다. 양파도 부추와 비슷한 길이로 썰어놓습니다.

2. 오이는 세로로 4등분으로 가른 뒤, 한입 크기로 썰어둡니다.

3. 물 1리터에 굵은소금을 반 컵 넣어 끓이고 오이에 부어서 절여줍니다. 그런 다음 약 2분 뒤 찬물에 헹굽니다.

4. 고춧가루, 멸치액젓, 생강청, 마늘, 통깨를 넣고 잘 섞어서 김치 양념을 만듭니다.

> 엄마의 말   멸치액젓은 감칠맛을 더해주지만 그 향을 싫어하는 사람도 있습니다. 그러니 무난하게 모두가 즐길 수 있도록 새우젓을 사용해도 좋습니다.

5. 부추와 양파 먼저 김치 양념에 버무리고, 그다음에 오이를 넣어서 다시 버무려줍니다.

봄인 3, 4, 5월은 농사꾼이 부지런히 움직이는 시기입니다. 저 역시 농사꾼으로서 3월이 되면 엄마를 따라다니며 열심히 움직이는데요. 지역별로 텃밭을 가꾸는 시기는 조금 차이가 있지만, 3월은 '겨울의 흔적을 지우는 달', 4월은 '텃밭 개장과 감자 심는 달', 5월은 '씨 뿌리고 모종 심는 바쁜 달' 이렇게 말할 수 있겠네요.

봄이 되면 텃밭에는 돼지감자뿐 아니라 무, 양파, 쪽파, 부추, 냉이, 시금치, 아스파라거스 등 다양한 작물이 자라납니다. 겨울을 잘 견디고 자라서일까요. 봄에 나온 작물로 만든 음식은 그야말로 우리 집 보약이 됩니다.

천연 소화제, 무

겨울에 묻어두었던 무를 꺼냅니다. 거꾸로 넣어두었는데도 신기하게 싹이 돋아나 있습니다. 싹이 돋은 무는 먹지 않고 그대로 다시 심습니다. 그러면 자라서 꽃을 피우고 씨를 주지요. 채종할 것을 제외한 무는 김치를 담급니다. 땅에서 겨울을 보낸 무는 빨리 먹지 않으면 바람이 잘 들거든요. 작년 김장김치가 지겨워질 때이니 상큼하게 무생채를 만들어 먹어도 좋습니다. 무생채는 무를 가늘게 채 써는 것이 양념이 잘 배어들게 하는 비법인데요. 이때 무 껍질을 벗기지 않으면 영양도, 맛도 더 좋습니다. 무 껍질에는 소화효소와 비타민 C가 가득 들었거든요. 그러니 텃밭에서 찾은 천연 소화제라고 말할 만합니다!

우리 집 텃밭 이야기

감기 보조제, 쪽파

어린 쪽파는 겨울을 견디고 커서인지 달달한 맛이 납니다. '움 속에 자란 파'라는 뜻으로 겨울을 난 파를 '움파'라고 부릅니다. 『동의보감』에서는 움파를 감기에 걸렸을 때 땀을 낼 목적으로 발한약(發汗藥)에 사용된다고 나오는데요. 주된 약재는 아니고 다른 약들의 보조 역할을 합니다. 쪽파는 무김치를 할 때 넣고, 남은 것으로는 파전을 부쳐 먹으면 좋습니다. 봄비에 날씨가 쌀쌀해져도 파전을 먹고 나면 몸이 따뜻해지고, 어쩐지 감기가 찾아와도 끄떡없을 것만 같습니다.

숙취 해소제, 아스파라거스

아스파라거스에는 숙취 해소에 도움이 된다고 알려진 '아스파라긴산'이 많이 들어 있습니다. 아스파라긴산이란 이름도 아스파라거스에서 처음 발견되어서 지어졌다고 합니다. 아스파라거스는 부추처럼 다년생 식물로, 1년 내내 땅을 차지하고 있다가 봄에 올라옵니다. 씨앗을 심으면 3년은 지나야 튼실한 아스파라거스를 얻을 수 있고, 모종을 심으면 1년 뒤에 먹을 수 있습니다. 따라서 모종을 심어서 키우는 것을 추천드립니다. 봄에 올라온 어린싹일 때는 맛이 부드럽지만, 여름이 되면 꽃이 피면서 먹을 수가 없습니다. 봄에 잦은 술자리를 갖게 되어 간이 지칠 때 알코올 성분을 분해하고 간을 보호해주는 아스파라거스를 드셔보세요. 수확시기가 아주 짧다 보니 봄에 맘껏 즐기면 좋을 듯합니다.

여름

Summer

6월 완두

7월 자소엽

8월 옥수수

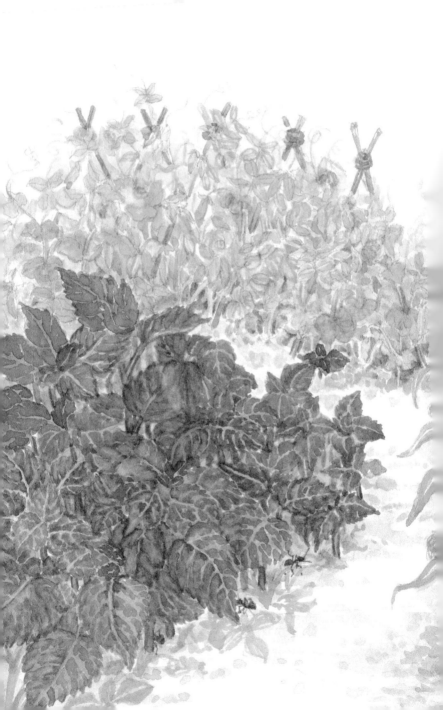

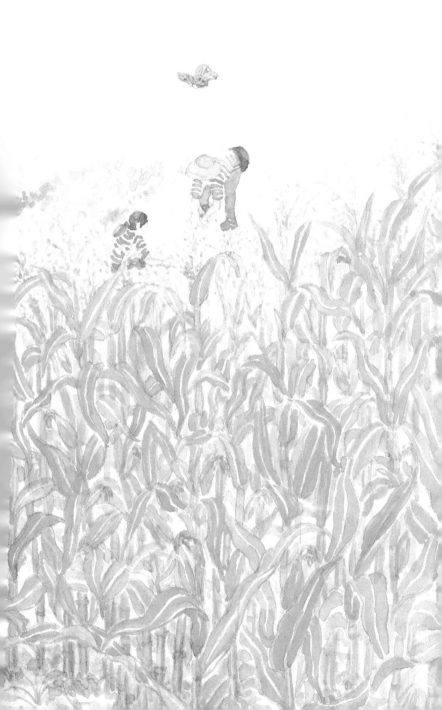

위를 편하게 만드는
완두

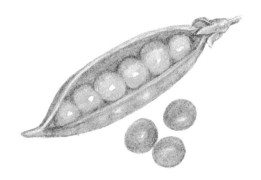

몸의 순환을 원활하게 해주고

소화 기능을 도와주며

위를 상쾌하게 만들어줍니다.

6월에는 텃밭에서 수확해 먹을 수 있는 작물이 참으로 많습니다. 5월부터 상추가 계속 나오고 마늘종도 올라와 반찬으로 만들어 먹기에 제격입니다. 6월에는 열무도 잘 자라는 시기라서 매년 이때쯤이면 우리 집은 열무김치를 여러 번 담가 먹습니다. 참, 6월 초순에는 딸기도 먹을 수 있지요.

이렇듯 6월에 나는 작물들이 꽤 많이 있지만 제가 꼽은 이달의 보약은 '완두'입니다. 우선 저희 아이들이 해마다 먹기를 기다리는, 덜 여문 완두 꼬투리 이야기부터 해볼게요.

아이들은 소금을 조금 넣고 삶은, 덜 여문 완두 꼬투리

까먹는 것을 좋아합니다. 엄마는 방금 삶은 완두 꼬투리를 쟁반에 담아 손주들에게 주면서 "뜨거우니까 천천히 먹어라" 하십니다. 식으면 약간의 콩 비린내가 날 수 있기 때문에 뜨끈할 때 맛있게 먹으라고 하시는 거지요. 덜 여문 완두는 완전히 익은 완두보다 연해서 콩알이 입안에서 부드럽게 씹히고 무엇보다 고소한 맛이 일품입니다.

어느새 완두 꼬투리를 다 까먹은 아이들은 더 먹고 싶다는 듯 "할머니, 오늘은 텃밭에서 이것밖에 안 나왔어요?" 하고 묻습니다. 완두 꼬투리에 살이 조금만 차면 그때그때 따와서 삶아 먹다 보니 아무래도 양이 적거든요. 그래도 천천히 먹으면 한 달간은 족히 아이들의 간식거리가 됩니다.

우리 아이들의 인기 만점 간식인 완두는 영양적으로 아주 좋은 제철 채소인데요. 『동의보감』에서는 완두를 이렇게 설명하고 있습니다.

"성질이 평하고 맛이 달며 독이 없다. 주로 중초(中焦)를 돕고 기(氣)를 고르게 하며 영위(榮衛)를 순조롭게 한다. 한약재명으로 잠두(蠶豆)라고도 부른다. 위(胃)를 상쾌하게 하고 오장(五臟)을 이롭게 하므로 차(茶)에 타서 먹거나 볶아 먹으면 효능을 볼 수 있다."

위의 내용을 보면 완두가 '잠두'라는 말로 기록되어 있다는 것을 알 수 있습니다. 잠두는 누에 잠(蠶), 콩 두(豆) 자를 써서 '누에콩'이라는 뜻을 가지고 있는데요. 그렇다면 완두와 잠두는 같은 종자일까요? 그렇지 않습니다. 완두와 잠두는 아주 비슷하게 생겼지만 엄연히 다른 식물입니다. 다만,『동의보감』이 편찬될 당시 콩과에 대한 기록이 많이 없어서 완두와 잠두를 같은 종으로 여겨 이름을 같이 쓴 것으로 보입니다. 같은 시대에 집필된『산림경제(山林經濟)』에는 완두에 대해서만 나와 있고, 조선시대 후기에 쓰인『임원경제지』에는 완두와 잠두는 다른 품종으로 기록되어 있습니다.

지금부터는 완두의 효능을 한번 살펴보도록 하겠습니다. 완두가 주로 "중초(中焦)를 돕는다"고 했는데, 여기서 중초는 몸을 삼등분하여 상중하로 나누었을 때 중간에 있는 부위를 가리킵니다. 따라서 완두가 소화 기능을 돕는다는 의미로 이해하시면 편합니다. 완두가 "영위(榮衛)를 순조롭게 하는" 효능을 가지고 있다고도 나오는데요. 영위는 '영기(營氣)'와 '위기(衛氣)'라는 개념으로, 우리 몸을 돌고 있는 서로 다른 두 가지 기운을 말하는 것입니다. 즉, 완두가 전반적으로 몸의 순환을 원활하게 해주는 효능을 가지고 있음을 의미합니다.

완두가 "위를 상쾌하게 하고 오장육부를 이롭게 한다 (快胃利五臟)"는 부분에서 저는 '쾌(快)'를 '상쾌하다'라는 뜻으로 해석합니다. 6월은 해가 쨍쨍하지만 바람이 불고 덥지 않아 상쾌한 기분이 들고, 그 계절에 나는 완두는 자연의 기운을 받아 위를 상쾌하게 할 것 같아서 말입니다.

가끔 소화가 안 되는 듯 꽉 막힌 것 같고 입맛이 없어 아무것도 먹기가 싫을 때 한의원에서 침을 맞거나 소화제를 먹곤 하잖아요. 그러고 나서 속이 좀 풀리면 꼭 죽을 찾지 않나요? 아무래도 성급히 밥을 먹었다가 다시 체할까 봐 걱정되어서 그런 거겠지요. 이렇듯 소화가 잘 안 되는 환자분들에게 저는 흰쌀죽보다는 완두콩죽을 많이 권합니다. 완두가 위를 상쾌하게 해주는 역할을 해주기 때문입니다. 그리고 무엇보다 저 역시 완두콩죽을 먹고 속을 달랜 경험이 있어서예요.

또 완두콩죽은 건강을 위해 단식하는 분들의 회복식으로도 딱 좋습니다. 단식이 위(胃)의 짧은 비움, 짧은 죽음이라면, 단식 후에 먹는 완두콩죽은 단연코 위의 부활과 몸의 회복을 돕는 음식이니까요.

영양 성분이 좋은 완두라 해도 모든 사람에게 좋은 것은 아닙니다. 이유식을 준비하는 단계에서 아토피나 태열이 있는 아이들은 완두콩을 천천히 접하는 것이 좋습니다.

매년 3월, 저는 텃밭에 세 종류의 완두를 심습니다. 세 종류 중 두 종은 토종 완두고, 한 종은 종묘사에서 파는 약품 처리된 개량 완두입니다. 토종 완두에는 흰 꽃이 피는 종과 연자줏빛 꽃이 피는 종이 있는데요. 흰 꽃이 피는 종자는 콩알의 크기가 커서 입을 즐겁게 해주고, 연자줏빛 꽃이 피는 종자는 콩의 크기가 작지만 꽃색이 예뻐 눈을 즐겁게 해줍니다. 저희 밭에는 나름 토종을 보존한다는 의미로 토종 완두 종자 두 가지를 모두 심습니다. 그리고 보통은 다음 해에 심을 종자를 남겨두지요. 개량 완두의 장점도 있습니다. 콩알이 제법 크고 토종 완두보다 좀 더 일찍 콩을 먹을 수 있다는 것입니다.

혹여 3월에는 땅이 얼어 있는 곳도 있을 텐데 어떻게 완두를 심느냐고 의구심을 가질지도 모르겠네요. 그런데 완두는 낮은 온도를 잘 견디는 채소입니다. 다른 채소 종자들과 다르게 완두는 냉동 보관을 했다가 심고, 그래도 남으면 또 냉동 보관을 해서 다음 해에 심어도 되지요. 단, 늦게 심으면 꼬투리 안에 알이 제대로 들어차지 않습니다. 완두는 3~4알을 한곳에 심고 한 뼘 정도 간격으로 조금 빽빽하게 심습니다. 서로 의지해서 자라야 잘 넘어지지 않거든요.

5월에는 완두가 급격히 자라는 때입니다. 이 시기에는 완두의 덩굴손이 잡고 올라갈 수 있도록 지주를 세워주고 끈을 둘러줘야 합니다. 오이나 방울토마토처럼 높게(어른 가슴 높이) 만들 필요는 없지만, 어른 허벅지 정도의 높이까지 올라가게 만들어주면 좋습니다. 덩굴손이 올라가 꽃이 피었다 지면 6월 초쯤에 아래쪽에 완두 꼬투리가 생기기 시작합니다. 그때부터는 덜 여문 완두 꼬투리를 수확할 수 있습니다. 완두 꼬투리가 또 생길 테니 한꺼번에 수확할 필요 없이 아래쪽부터 따 먹으면 됩니다.

장마가 오기 전 7월에는 완두를 모두 수확하고 밭을 정리합니다. 다음 해 종자로 쓸 잘 익은 완두를 골라 껍질을 까고 말려서 냉동 보관을 해두는 것도 제가 잊지 않고 꼭 하는 일 중의 하나입니다. 그러고도 남은 완두는 알알이 까서 소금 넣고 살짝 삶은 다음, 한 번 먹을 분량씩 소분해 냉동실에 넣어둡니다. 그렇게 하면 한 해 동안 충분히 먹을 수 있지요.

완두콩이 들어간 죽을 먹고 소화에 좋다는 것을 직접 경험한 뒤로, 저는 소화가 안 되는 듯싶으면 냉동실에서 완두콩을 꺼내어 죽을 만듭니다. 완두콩을 곱게 갈아서 끓이면 어느새 죽이 연둣빛으로 물들어 있고, 한 입 떠먹으면 맛이 고소하고, 속이 푸릇푸릇한 완두콩처럼 기분이 상쾌해집니다.

여름이 되면 냉면, 아이스크림 등 시원한 음식에 자주 손이 가게 마련입니다. 그러다 보면 종종 소화가 안 될 때가 많은데, 그럴 때 완두콩죽을 먹으면 편안함을 느낄 겁니다. 그럼 이제 제 속을 상쾌하게 했던 몸의 부활을 위한 완두콩죽을 만들어 먹어볼까요.

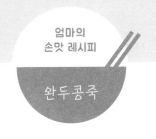

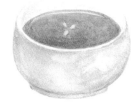

재료: 완두콩, 찹쌀, 굵은소금, 물

1. 찹쌀을 씻어서 물에 불려둡니다.

2. 완두콩은 깨끗이 씻어서 냄비에 넣고, 콩이 잠길 만큼 물을 부어 줍니다. 여기에 굵은소금을 약간 넣고 센불에 끓여주세요.

3. 냄비에 물이 팔팔 끓기 시작하고 2분 정도 지나면 완두콩을 찬물에 한번 헹궈줍니다.

엄마의 말 완두콩을 찬물에 헹구면 색이 더 선명해진답니다.

4. 불린 찹쌀을 믹서에 갈아줍니다.

5. 이번에는 익은 완두콩에 소금을 약간 넣고 갈아줍니다. 이때 데코 레이션으로 쓸 완두콩을 조금 남겨주세요.

6. 냄비에 갈아둔 찹쌀과 물을 넣고 끓여줍니다. 찹쌀이 익었다 싶으면, 갈아놓은 완두를 넣고 잘 저어줍니다.

7. 소금으로 간을 하고 그릇에 담은 뒤, 미리 빼둔 완두를 올리면 완성입니다.

7월

막힌 기운을 뚫어주는
자소엽

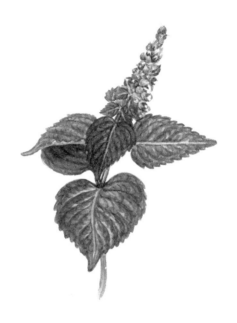

막힌 기를 뚫어주고

땀이 살짝 나도록 만들어줘서

감기 치료에 효과적입니다.

어느 날 밥상 앞에서 아들이 물었습니다.

"엄마는 왜 상추 안 먹어?"

"엄마는 상추보다 깻잎이 좋아."

"그럼 엄마도 편식하는 거네."

제가 고기 먹을 때 상추를 먹지 않는 걸 보고 아이는 편식 한다고 생각한 모양입니다. 그래서 변명 아닌 변명을 했지요.

"편식하는 게 아니라 엄마 몸엔 상추보다 깻잎이 더 필 요해서 먹는 거야."

"어? 이것도 깻잎이야?"

그러더니 깻잎을 들고 킁킁 냄새를 맡으며 "진짜 깻잎 향이랑 비슷하네" 하고 중얼거립니다.

"먹어봐! 약재로도 사용되는 거야."

깻잎이 약재라니, 조금 생소하게 느껴지나요? 깻잎장 아찌, 깻잎쌈 등으로 우리가 흔히 접하고 있어서 깻잎을 보약 이라 생각하기 어려울 것 같기도 한데요. 저는 텃밭에서 찾은 보약이라 하면 깻잎부터 먼저 떠오릅니다. 아, 정확히 말하자 면 깻잎이기는 한데 색이 좀 다른 '자소엽(紫蘇葉)'입니다!

깻잎 사촌쯤 되는 자소엽은 약재로 쓰입니다. 소엽(蘇葉)이라 불리는 일반 깻잎과 생김새는 비슷한데 줄기와 잎이 자주색입니다. 그래서 이름도 '자줏빛 자(紫)'가 들어간 자소 엽이지요. 자소엽에 대해 설명하기 전에, 그에 관한 유명한 일화를 먼저 들려드리도록 하겠습니다.

어느 날 화타라는 사람이 제자들과 한 식당에 갔습니다. 마침 그곳에서는 게 먹기 시합을 하고 있었지요. 그 모습 을 보고 화타는 그들에게 충고했습니다.

"게를 많이 먹으면 배탈이 나고, 심하면 죽을 수도 있네."

하지만 사람들은 화타의 말을 귀담아듣지 않았습니다. 그날 밤, 사람들은 비명을 지르며 배를 움켜쥐고 데굴데굴 굴렀습니다. 화타는 얼른 들판에 가서 자주색 풀을 뜯어왔고, 물을 넣고 잘 달여서 사람들에게 주었습니다. 잠시 후 사람들은 이 물을 마시고 복통이 사라지는 경험을 하게 됩니다. 깜짝 놀란 사람들이 자주색 풀의 효능을 어떻게 알게 되었는지 화타에게 물었습니다. 그러자 화타는 예전에 만났던 수달 이야기를 들려줍니다.

"내가 물가를 지나고 있을 때였지. 물고기와 게를 많이 잡아먹고 복통에 시달리던 수달이 간신히 물가로 기어 나오는 거야. 그러곤 괴로운 듯 풀밭에 있는 자줏빛 잎을 뜯어 먹었지. 그렇게 얼마나 지났으려나? 수달은 거짓말처럼 배가 편안해져서 다시 물속으로 들어갔다네."

이렇게 해서 화타는 게를 먹고 생긴 배탈에 자주색 풀이 유용하다는 것을 알게 되었다는 것입니다.

화타의 일화는 한의학적으로 설명할 수 있는데요. 보통

생선이나 게 등 물속에서 나는 먹거리는 찬 성질의 음식이 많다 보니, 자소엽의 따뜻한 기운이 그 독성을 풀어준 것으로 해석할 수 있습니다. 그러고 보니 자소엽의 '소(蘇)' 자가 '소생하다'는 뜻이니 '사람을 소생시키는 자주색 잎'이네요! 자소엽에는 '페릴알데히드(Perillaldehyde)'라는 성분이 들어가 있어서 항균, 방부 작용이 뛰어나 식중독을 예방하는 것으로 알려져 있는데, 화타의 전설에서처럼 어독(魚毒)으로 인한 복통 개선 효과는 현대 약리학에서 증명되었습니다.

한의학에서 자소엽은 잎과 줄기, 씨앗까지 모두 약으로 쓰이니 더할 나위가 없습니다. 물론 부분에 따라 그 쓰임에는 약간의 차이가 있습니다. 씨앗인 '자소자(紫蘇子)'는 기(氣)를 아래로 내려주는 성질이 있어서 가래를 삭이는 데 씁니다. 감기가 낫지 않고 증상이 오래가면서 생기는 기침에 특히 효과가 좋습니다. 그래서 기침감기를 위한 탕약에는 자소자가 반드시 들어갑니다.

줄기인 '자소경(紫蘇梗)'은 기를 순환시켜주니 임신부의 안태(安胎)에 효능이 있습니다. 배 속의 아이가 많이 움직이면 아랫배가 꽉 뭉치고 아픈 태동불안이 생기기도 하는데요. 이

때 자소경은 기를 천천히 순환시켜 아이를 편안하게 해줘서 낙태를 막고 임신을 유지하게 만듭니다. 태아를 편안하게 한다는 뜻의 '안태음'이라는 탕약이 있는데요. 바로 여기에 자소경이 꼭 들어갑니다.

잎인 '자소엽'은 앞서 일화를 들며 설명했듯 물고기와 게를 먹고 체한 증상을 다스린다고 알려져 있습니다. 물고기를 갈아서 만드는 유명한 어탕국숫집이 있는데요. 자소엽 가루를 넣어 음식을 만들면서 맛집으로 소문이 났더라고요. 어탕국수를 먹고 체하지 않게 자소엽을 넣다니, 신의 한 수 아닌가요? 자소엽은 체기에도 좋지만, 막힌 기를 뚫어주고 땀이 살짝 나도록 만들어줘서 감기 치료에도 효과적입니다.

팔방미인처럼 여러 가지 효능이 있는 자소엽에 대해 이야기하다 보니 소엽 이야기를 안 할 수가 없네요. 우리가 흔히 먹는 깻잎인 소엽은 식중독 예방에 좋습니다. 식중독은 여름철에 많이 걸리는 병이기도 하잖아요. 그러니 이 시기에 소엽을 먹으면 효과를 톡톡히 볼 수 있겠지요?

잎부터 씨앗까지 약으로 쓰이다 보니 한 번쯤 자소엽을

키워보고 싶은 마음이 들 법도 한데요. 그런 분들은 종묘상에서 '자소'라고 적혀 있는 씨앗을 사서 줄뿌림하면 됩니다. 물론 모종을 심어도 좋습니다. 낯선 작물 같아서 어떻게 심어야 할지 감히 엄두가 안 나나요? 그렇다면 그냥 일반 깻잎을 키운다 생각하고 쉽게 접근해보세요. 들깨 씨앗을 뿌릴 때 자소엽 씨를 같이 뿌리셔도 무방합니다. 자라고 나면 어느 것이 소엽이고 어느 것이 자소엽인지 뚜렷하게 색으로 구분되니까요. 텃밭에 자소엽을 심으면 다른 작물의 해충 피해가 줄어든다는 장점이 있습니다. 향이 독특해서 벌레들이 잘 오지 않기 때문이죠. 약으로도 쓰이고 텃밭 가꾸는 데도 도움을 주니, 이제는 안 키울 수가 없겠지요?

자소엽은 쌈을 싸 먹어도 맛있지만 잘 말려두었다가 차로 마셔도 정말 좋은 채소입니다. 감기 초기에는 자소엽차 한 잔만으로도 치료가 되니까, 잘 말린 자소엽을 따뜻한 물에 녹차 우리듯 우려서 드셔보시는 걸 추천합니다. 무엇보다 자소엽은 물의 온도에 따라 찻물의 색이 달라집니다. 섭씨 15도 정도의 차가운 물에서는 자주색을, 그 이상의 온도에서는 푸른색이나 노란색을 띱니다. 그러니 가만히 있어도 땀이 흐르고 습도가 높아 에어컨을 켜지 않고 버틸 수 없는 더운 날에는 얼음을 넣은 자소엽차를 마시기에 딱입니다. 일본에서는 매실장아찌를 만들 때 착색과 방부의 효과를 얻으려고 자소엽을 사용한다고 하네요. 여기저기 활용도가 너무 좋지요?

　　자주색인 자소엽 잎은 가지나 블루베리의 색과 비슷한데, 바로 이 색을 내는 것이 '안토시아닌(Anthocyanin)'이라는 성분입니다. 안토시아닌은 자소엽은 물론 블루베리, 가지에도 들어 있는데요. 항산화 효과를 가지고 있어 최근에는 건강식품으로도 판매가 되고 있지만, 굳이 약으로 먹지 않더라도 자소엽차만으로 충분히 흡수할 수 있습니다. 자소엽차에 레몬을 한 조각 넣으면 상큼한 맛까지 더해져 청량감이 느껴집니다.

　　7월이면 더위가 지속되면서 우리 몸이 많이 지쳐 있을 시기입니다. 그럴 때 레몬의 상큼한 맛으로 입을 한 번, 자소엽의 화려한 색으로 눈을 한 번 깨워주면 어떨까요. 자소엽레몬차를 한번 맛보기 시작하면, 여름이란 단어를 듣자마자 자소엽부터 떠올릴 거예요. 자, 이제 자소엽레몬차를 마실 차례입니다. 눈과 입으로 여름의 맛을 온전히 느껴보시길 바랄게요.

자소엽레몬차

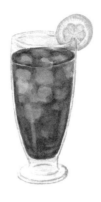

재료: 자소엽, 레몬, 물, 얼음

1. 자소엽은 깨끗이 세척한 뒤 물기를 털어줍니다.

2. 자소엽을 찜통에 살짝 찐 다음 그늘에서 말립니다.

3. 잎이 잘 마르면 따뜻한 물을 넣어 찻잎을 우립니다. 이 상태로 따뜻하게 마셔도 좋습니다.

> **엄마의 팁** 잘 말린 자소엽 잎은 부스러질 수 있으니 큰 비닐이나 유리병에 보관해주면 좋습니다.

4. 컵에 얼음을 넣고 진하게 우린 찻물을 부어줍니다. 이때 얼음을 넣으면 찻물이 자줏빛으로 변합니다.

5. 마지막으로 레몬즙을 살짝 뿌리면 상큼한 여름 음료가 완성됩니다.

방광염에 좋은
옥수수

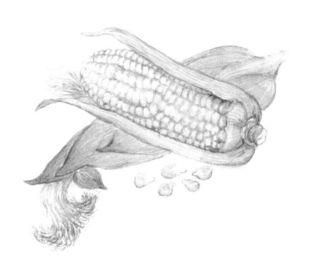

이뇨 작용을 도와줘서

요도염이나 방광염 치료제로 쓰이고

혈압을 내려줘서 고혈압 치료에도 쓰입니다.

농촌사회학자가 쓴『밥은 먹고 다니냐는 말』이라는 책을 보면서 '밥은 먹고 다니냐'라는 말에 대해 다시 생각해보게 되었습니다. 이 말은 어투에 따라 밥 먹을 자격을 갖추고 사는지 묻는 매서운 말이 되기도 합니다. 그래도 밥은 먹고 다니는지 묻는다는 것은 대부분 상대방의 안부가 궁금해서 던지는 관심의 표현입니다. 제가 자취할 때 엄마에게 정말 많이 들은 말이기도 합니다. 지금은 제 동생과 통화할 때 엄마가 자주 하는 말이고요. 눈앞에 보이지 않는 자식의 끼니 그 이상을 걱정하는 부모의 마음이 담긴 말이겠지요.

그런데 엄마는 자식의 끼니는 걱정할지언정 정작 자신의 끼니는 등한시합니다. 한번은 큰아이가 네 식구 밥상만 차려진 식탁을 보며 물었습니다.

"할머니는 점심 안 드세요?"

"응. 나는 아까 옥수수 먹었어."

"옥수수요? 저희 것은요?"

"하하, 미안. 다음에 수확해서 삶아줄게. 오늘은 몇 개 안 따와서 말이야."

옥수수가 나올 때쯤에 엄마의 한 끼 식사는 옥수수가 됩니다. 옥수수로 대충 때우시는 거지요. 그런데 사실 옥수수는요, 벼, 밀과 더불어 세계 3대 식량 작물이니 식사 대용으로 충분한 음식이긴 합니다.

옥수수는 지역별로 차이가 있지만 4월 중순쯤 파종해서 7월 이후에 수확을 할 수 있습니다. 텃밭에 옥수수를 촘촘히 심었다가 성장이 좋은 포기를 남기고 나머지를 솎아주는 분들도 있지만, 너무 촘촘히 심으면 옆에 있는 옥수수의 성장을 방해할 수 있으니 25~30센티미터 정도의 간격을 두고 심는 것이 좋습니다. 텃밭이 작다고 옥수수 한 포기만 심으면 안 됩니다. 다른 옥수수의 꽃가루를 받아야 결실이 잘 이루어지거든요. 그러니 텃밭이 작다면 개인 텃밭보다는 몇몇 사람이 같이 키우는 공동체 텃밭에 옥수수를 심는 게 좋습니다.

　엄마는 옥수수를 참 좋아하십니다. 그래서 저희 텃밭 작물에는 늘 옥수수가 포함되어 있지요. 봄에 파종한 옥수수가 텃밭에 영글기 시작하면 엄마는 한꺼번에 수확하지 않으시고 매일 먹을 만큼만 서너 개씩 따오십니다. 익히지 않은 옥수수를 오래 보관하게 되면 당 성분이 점차 전분으로 변하면서 딱딱해지고 당도가 떨어지기 때문이지요. 따라서 옥수수를 수확하면 최대한 빨리 삶아 먹어야 합니다. 텃밭 농사를 하기 전에는 택배로 한 박스씩 구매해서 먹었는데요. 그렇게 받은 옥수수는 한꺼번에 찐 다음 서너 개씩 봉지에 넣어 냉동실에 보관해두었습니다. 옥수수를 냉동해두면 먹고 싶을 때 언제든 꺼내 먹을 수 있고 옥수수 본래의 단맛을 그대로 느낄 수 있으니까요. 물론 갓 따온 옥수수만큼은 아니지만요.

　그렇다면 끼니로도, 간식으로도 손색없는 옥수수가 약

이 될까요? 옥수수의 원산지는 중앙아메리카로 아시아에는 16세기에 전파된 것으로 추정됩니다. 우리나라에는 조선시대 때 중국에서 들어왔는데요. 비록『동의보감』에는 옥수수와 관련된 내용이 없지만, 조선시대 후기에 지은『산림경제』에 등장하는 것으로 보아서 옥수수가 조선시대 후기에 널리 보급되고 한약재로도 사용되었다고 보입니다.

　『본초강목』에는 옥수수의 종자를 '옥촉서(玉蜀黍)'라 하고, 옥촉서가 소화 기능을 돕고 식욕을 증진한다는 효능이 있다고 나옵니다. 여름이 되면 입맛이 없어지고 더위에 지쳐 소화력이 떨어지기도 하는데요. 딱 이맘때 나오는 작물이니 정말 제철 보약이라고 할 수 있겠습니다.

　또『본초강목』에는 옥수수 뿌리인 '옥촉서근'과 이파리 '옥촉서엽'에 대해서도 소개하고 있는데요. 옥촉서근은 이뇨와 어혈 제거에 사용했고, 옥촉서엽은 임력사석(淋瀝沙石)이라 하여 소변이 방울방울 떨어지거나 돌이 있을 때 사용했다고 합니다.

　옥수수의 여러 부위가 질병에 효능이 있지만 그 작용이 미미해서 한의원 약장에 자리를 차지하고 있지는 않습니다. 오히려 옥수수를 수확했을 때 필요 없는 부분이라며 버리는 옥수수수염만 약재로 쓰입니다. 정확히 말하자면 옥수수의 '화주(花柱: 암꽃술의 씨방과 암술머리 사이에 있는 가늘고 긴 부분)'입니다. 한약재명으로는 '옥미수(玉米鬚)'라고 부르는데, '수(鬚)' 자가 '수염'이라는 뜻이 있어서 편하게 옥수수수염으로 부르는 거지요.

옥미수는 이뇨 작용을 도와줍니다. 그래서 요도염이나 방광염의 치료제로 쓰이지요. 또한 혈압을 내려줘 고혈압 치료에도 쓰입니다. 다만 탕약 재료로는 자주 사용하지 않습니다. 옥미수와 비슷한 효능이 있으면서도 약성이 강한 약재가 있기 때문인데요. 복령, 저령, 택사가 바로 그것들입니다. 비록 옥미수를 탕약 재료로는 자주 쓰지 않습니다만, 맛이 담백하고 달아서 아이들 약에는 사용합니다.

옥수수의 알맹이부터 뿌리, 수염, 이파리까지 몸에 좋으니, 옥수수 전체가 약이라고 할 수 있겠습니다. 따라서 옥수수를 삶을 때 잎과 수염을 같이 넣으면 여러 효과를 볼 수 있습니다. 삶아서 보관하고도 옥수수가 많이 남아 있다면, 옥수수를 감싸고 있는 잎사귀를 위로 올려서 머리 묶듯이 묶은 다음 바람이 잘 통하는 그늘에 말려보세요. 그렇게 보관해두면 다음 해에 종자로 쓰거나 그대로 두었다가 알알이 떼어내서 밥을 지을 때 사용할 수 있습니다.

옥수수는 슈퍼나 마트에 가면 쉽게 구할 수 있잖아요. 통조림으로도 많이 먹고요. 다만 조금 걱정스러운 부분이 있습니다. 우리가 흔히 먹는 옥수수가 GMO(유전자변형) 옥수수일지도 모르기 때문입니다. 우리나라는 2008년부터 GMO 옥수수를 수입하고 있는데요. 유전자변형식품의 안전성에 대해 그 누구도 확신할 수 없기에 무턱대고 사 먹기가 조심스러운 상황입니다. 그래서 요즘엔 NON-GMO 표기가 된 옥수수를 사려는 소비자가 늘고 있지요. 아무래도 옥수수만큼은 국내 농가에서 기른 것으로 먹는 게 안전하겠지요? 아니면 저처럼 직접 텃밭에서 기른 옥수수를 먹으면 더 좋고요.

참, 옥수수를 먹을 때 하나 알아두면 좋은 것이 있습니다. 옥수수의 어느 부분을 먹어도 몸에 좋지만, 단백질이 조금 들어가 있다는 것은 아쉬운 부분입니다. 따라서 옥수수를 먹을 때 우유, 치즈와 함께 먹으면 균형을 잘 맞춰 먹을 수 있을 거예요.

저는 날이 더워도 차는 무조건 따뜻하게 마시는데요. 오늘은 점심을 먹고 옥수수염차가 생각나서 한잔 끓여 마셨습니다. 요즘에는 부드러우면서도 고소하고 달달한 맛 때문에 보리차 대신 옥수수염차를 마시는 분도 있는데요. 옥수수수염차를 과도하게 많이 마시는 건 몸에 좋지 않으니 주의하시면 좋을 듯합니다. 보리와 다르게 수분을 모두 배출해서 탈수 증상을 일으킬 수 있기 때문이지요.

옥수수수염차의 향을 맡으니 문득 김이 모락모락 나는 옥수수밥이 절로 떠오릅니다. 노란 옥수수 알맹이가 콕콕 박혀 있는 옥수수밥 말이에요. 쌀과 물만으로 맛있는 밥이 되는데, 거기에 풍미와 맛을 더할 수 있는 옥수수를 넣으면 최고급 밥이 완성됩니다. 엄마가 옥수수밥을 하시는 날이면 고소한 향이 집 안 가득 퍼지고, 수저로 밥을 한 입 떠먹으면 옥수수 알이 톡톡 씹혀서 살며시 미소가 지어집니다. 아무래도 오늘 저녁에는 옥수수밥을 해 먹어야 할까 봐요. 여러분도 오늘 옥수수밥 어떠세요?

옥수수밥

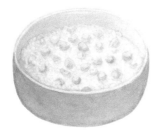

재료: 옥수수알, 쌀, 물

1. 삶은 옥수수알을 준비합니다.

> **엄마의 말** 옥수수를 수확한 뒤 삶아서 옥수수알만 따로 보관해두었다면
> 그대로 사용하면 됩니다. 반면 옥수수를 말려서 보관 중이었
> 다면 물에 반나절 정도 불리거나 푹 삶아서 준비합니다.

2. 밥솥에 쌀과 옥수수알, 물을 넣고 밥을 짓습니다.

> **엄마의 팁** 냉동실에 넣어둔 삶은 옥수수를 사용할 경우에는 기본 쌀밥
> 을 할 때처럼 물 양을 맞춰주세요. 참, 쌀을 안칠 때 낱알을
> 떼어내지 않은 옥수수 전체를 넣고 밥을 지으면, 옥수수대의
> 단물이 나와서 밥맛이 더 좋아진답니다.

3. 밥이 다 되면 옥수수알이 골고루 퍼지도록 섞어줍니다. 노란 옥
수수알에 기분이 한껏 좋아지는 옥수수밥이 완성되었습니다!

우리 집
텃밭 이야기

텃밭을 가꾸면서 자연 그대로의 건강한 음식을 먹을 수 있는 것은 정말 행복한 일입니다. 특히 가족뿐 아니라 여러 사람과 같이 텃밭을 일구다 보면 '내가 건강한 삶을 살고 있구나' 하는 느낌이 물씬 들어요.

외국에서 들여와 슈퍼 푸드라는 말이 더 잘 어울리는 브로콜리와 바질, 생것으로 먹기도 하고 요리에도 사용하는 토마토까지, 우리 집 텃밭에는 계절마다 외래종, 토종 가릴 것 없이 몸에 좋은 작물들이 자라고 있습니다. 그럼 지금부터 여름에 즐길 수 있는 보약들을 소개해볼게요.

씹어먹는 비타민 C, 브로콜리

브로콜리는 4월에 모종을 심어서 6월쯤 수확할 수 있습니다. 그런데 브로콜리가 잘 자라려면 공간이 좀 필요합니다. 모종 간격을 멀찍이 해야 하거든요. 이슬이 내려 약간 물기가 있을 때 수확하면 브로콜리가 금방 물러져서 부패하기 쉽습니다. 따라서 맑은 날 건조할 때 수확한 다음 키친타월처럼 수분을 흡수할 수 있는 종이에 싸서 냉장 보관하면 좋습니다. 브로콜리는 비타민 C가 많고 항암 식품으로 알려져 있는데요. 양배추와 비슷하게 만성 위염이나 위궤양 등을 예방하고 치료하는 효능도 가지고 있어서 자연이 주는 약이나 다름없습니다. 단, 브로콜리에는 섬유질이 많아 소화 과정에서 가스가 많이 발생할 수 있고 그로 인해 복부 팽만이나 복통을 호소하시는 분도 있으니 적당히 섭취하는 것이 좋습니다.

우리 집 텃밭 이야기

내 손으로 키우는 두통약, 바질

바질은 좁은 장소에서 수확이 가능합니다. 아파트 베란다 화분에서도 키울 수 있는 작물이지요. 민트과에 속해 향도 좋고, 1년생 식물이어서 모종을 심으면 그해에 바로 수확할 수 있습니다. 두통, 살균, 불면증 등에 효능이 있고, 수확량이 많기 때문에 '바질페스토'처럼 오래 먹을 수 있는 형태로 만들어 보관하면 좋습니다. 바질페스토 만드는 방법은 집마다 조금씩 다른데, 저희 집에서는 바질과 함께 올리브오일, 잣, 캐슈넛, 파마산치즈만 넣어 만듭니다. 이렇게 만든 바질페스토를 빵에 발라서 먹거나 파스타, 스테이크에 곁들이면 그날 하루가 향긋해집니다.

자연에서 열리는 종합영양제, 토마토

토마토는 가지과에 속해서 한의학에서는 '가지 가' 자가 들어간 '번가(蕃茄)'라 불립니다. 사상체질에서는 소양인 음식으로 분류하지만, 토마토는 비타민 A·C, 칼륨 등의 영양 성분이 풍부해 체질에 상관없이 먹으면 좋은 채소입니다. 6월에 맛 좋은 토마토를 얻으려면, 5월에 부지런히 움직여야 합니다. 모종을 심고 지지대를 세운 뒤 그물망을 설치해 덩굴이 올라갈 수 있게 만들고, 곁순 제거하는 일도 잊지 않고 하지요. 그렇게 기다렸다가 6월에 수확한 완숙 토마토를 먹어보면 예전에 먹었던 토마토는 가짜구나 싶습니다. 그만큼 밭에서 방금 딴 토마토는 새콤하면서도 단맛이 있습니다.

가을

Fall

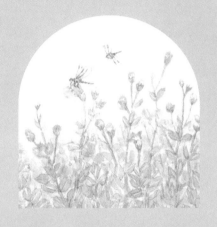

9월 도라지

10월 땅콩

11월 생강

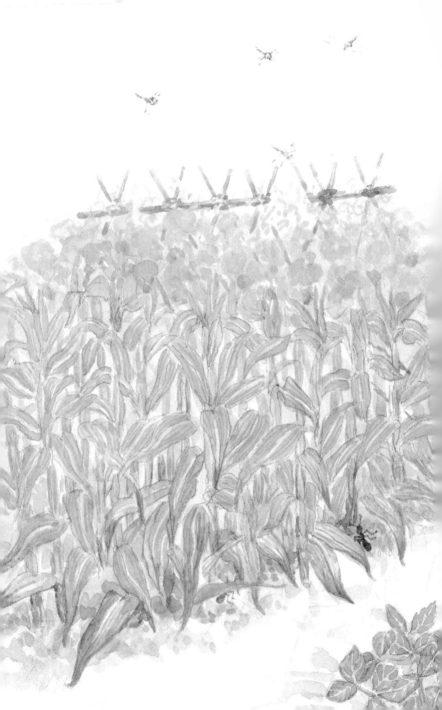

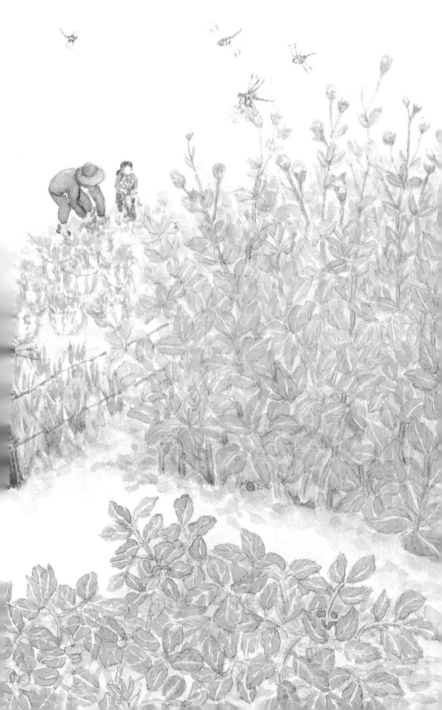

기관지에 좋은
도라지

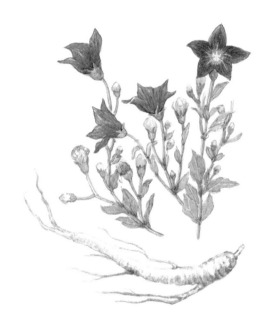

감기, 편도선염 증상을 완화하고

좋은 약재들을 데리고

상체로 끌어 올려주는 역할을 합니다.

텃밭 농사를 부지런히 짓다 보면 금세 9월이 찾아옵니다. 벼농사는 짓지 않지만, 주변에 노랗게 익어가는 벼를 보니 가을이라는 게 실감 나면서 '곧 추석이네!' 하는 생각도 들어요. 슬슬 추석 음식을 준비해야겠습니다.

추석에 차례상을 준비하지 않아도 나물 세 가지 정도는 해야만 할 것 같습니다. 저희 집은 고사리, 무순, 도라지 이렇게 세 가지로 색 조합을 하거나 박나물, 콩나물까지 다섯 가지 나물을 만듭니다. 그중에서도 준비 시간이 가장 오래 걸리는 건 도라지입니다. 3~4월쯤 파종해서 다음 해 가을에 도라지를 캐오는데요. 도라지를 다듬는 게 보통 일이 아닙니다. 껍질을 까고 먹기 좋게 자르는 데 어찌나 힘이 드는지 푸념이 나옵니다.

"깐 도라지는 마트나 시장에도 다 파는데……."

그러면 엄마는 손수 키우신 도라지를 자랑하듯이 이야기하곤 하십니다.

"맛이 같냐? 그리고 하얗게 보이려고 물에 오래 담가두고 파는 거라 맛없어. 손으로 직접 까야지."

그렇습니다. 시장이나 마트에서 산 도라지는 새하얘서 깨끗해 보이고 콩나물 정도까지는 아니지만 굵기가 얇아서 야들야들한 것이 맛도 괜찮아 보입니다. 그런데 말 그대로 판매용이라서 물에 오래 담가놓다 보니 도라지 특유의 맛이 없습니다. 은은히 쌉싸름한 맛이 포인트인데 말이지요.

도라지의 쌉싸름한 맛은 '사포닌(Saponin)' 성분 때문입니다. 이 성분은 인삼에도 들어 있는데요. 모양도 비슷하고 성분도 비슷해서인지 인삼과 도라지는 자주 비교 대상이 되기도 합니다. 그런데 둘은 같은 사포닌이 함유되어 있어도 전혀 다른 효능을 가지고 있습니다. 인삼의 사포닌에는 진세노사이드(Ginsenoside) 성분이 들어 있어서 항암, 간 보호 등의 효능이 있는 반면, 도라지의 사포닌은 염증 제거에 탁월합니다.

도라지가 염증 제거에 좋다는 것은 흔히 알려진 사실입니다. 그래서 민간에서는 차로 만들어서 마십니다. 저도 배를 많이 수확하는 계절에는 한의원 약탕기에 배와 도라지, 생강을 함께 달여서 한약처럼 만들어두었다가 감기 초기나 목에 가래가 생길 때 마시곤 하는데요. 도라지와 생강은 기관지와 가래를 삭이는 데 도움을 주지만 그에 반해 맛이 쓰고 수분이 적기 때문에 배를 넣어 단맛을 더하고 충분히 수분을 채워주는 것이지요. 따라서 이 조합으로 차를 마셔주면 목감기 예방에 아주 좋습니다.

인삼이 6년근, 4년근에 따라 효능과 가격이 다른 것처럼, 도라지는 4년 이상 된 것이 약효가 더 좋다 하여 한의학에서는 '길경'이라는 이름의 4년근을 사용합니다. 폐와 기관지의 급성 염증이라 할 수 있는 감기, 편도선염에 많이 쓰이고 가래를 삭여서 배출해주는 데 쓰이지요.

한의사들만 아는 길경의 효능이 있습니다. 다른 약재의

효능을 폐 부위나 상초(上焦: '상체'를 뜻함)로 끌어 올려주는 능력이 있다는 것이지요. 물건을 많이 실은 배가 항구로 나아가듯이, 길경이 다른 효능 좋은 약재들을 데리고 상초 부위로 가는 겁니다. 그래서 폐에 기운이 부족한 분들의 약에는 폐를 보하도록 길경을 함께 넣습니다. 하지만 열이 항상 머리로 오르는 분들은 주의해야 합니다. 인삼처럼 열성이 강한 약재와 길경이 함께 배합된 약재를 쓰면 열성 증상(두통, 눈 충혈)이 더 심하게 나타나기 때문이지요.

4년 이상 자란 도라지는 약으로 쓰는데요. 사실 이렇게 도라지를 4년 이상 키우는 게 쉬운 일이 아닙니다. 도라지는 같은 자리에서 3, 4년이 지나면 대부분 썩어 없어지고, 그래서 4년근을 만들려면 2년이 되었을 때 자리를 옮겨서 심어주어야 하거든요.

제가 처음 텃밭에 도라지를 심은 이유는 약으로 쓰기보다는 나물로 먹으려고 했던 것인데요. 도라지를 심은 첫해, 잘 자란 줄기 끝에서 바람 따라 보라색 꽃이 하늘거렸습니다. 꽃이 너무 예뻐서 밭일의 힘듦도, 도라지 심은 이유도 까먹고 황홀경에 빠졌지요. 그러다가 도라지는 7~8월에 보라색, 흰색 두 종류로 꽃이 피는데, '심심산천의 백도라지'라는 말이 무색하게 왜 우리 밭에는 대부분 보라색 꽃만 있는 건가 의문이 들더군요. 왜 그런지는 사실 아직도 잘 모릅니다. 그러나 보라색 꽃 도라지든 흰색 꽃 도라지든 그 효능이 같고, 보라색 꽃을 보는 것만으로 흐뭇하니 그것으로 만족하게 되었죠.

도라지꽃을 자꾸 보다 보니 퍼뜩 이런 생각이 들었습니다.

'주머니처럼 생긴 모양이 꼭 사람이 입을 벌리고 있는 모습 같잖아? 목에 생기는 질환에 좋다고 생각하면 딱이겠다!'

뇌 모양을 닮은 호두가 머리에 좋다는 것은 자연물의 모습에서 효능을 떠올리기 좋은 예시입니다. 이를 '상형약리설'이라고 부르는데요. 모든 식물에 적용되는 것은 아니지만, 가끔 약재의 효능을 연상할 수 있는 좋은 단서가 되어줍니다. 한의서에 '같은 기운을 가진 것이 서로를 구한다'라는 의미로 '동기상구(同氣相求)'라는 말이 나옵니다. 어떤가요. 이제 도라지꽃을 떠올리면 그 효능에 대해 절대 잊지 않을 것 같지요?

이 예쁜 도라지꽃은 차로 마실 수 있습니다. 도라지는 뿌리만 먹는 건 줄 알았는데 꽃을 차로 마실 수 있다니! 이 사실을 알고 호기심이 생기더군요. 저는 곧장 텃밭으로 달려가 도라지꽃을 땄습니다. 그러곤 꽃의 수술을 제거하고 약한 불에 덖었지요. 이제 차로 마실 시간입니다. 따뜻한 물에 잘 말린 도라지꽃을 퐁당 넣어주니 금세 물 색깔이 보랏빛으로 변했습니다. 물에 동동 떠 있는 꽃잎도, 그 빛깔도 너무 예뻐서 도라지 키우길 잘했다는 생각이 들었습니다.

텃밭을 일구다 보면 종종 보물을 발견합니다. 고구마를 캐다가 숨어 있던 하지감자가 나오기도 하고, 올해처럼 썩어서 버려야 할 줄 알았던 돼지감자를 얻기도 합니다. 도라지를 키울 때도 비슷한 경우가 있었습니다. 나물로 도라지를 먹을 때는 계절에 상관없이 캐서 먹지만, 꽃이 지고 줄기가 말라버리면 도라지가 어디에 있는지 찾기 쉽지 않습니다. '분명 여기쯤 심었는데……' 하고 캐보면 아무것도 안 나오는 겁니다. 썩어서 사라진 걸까요? 아님 우둔한 농사꾼이라 찾지 못하는 걸까요? 그날 저는 실망감을 안고 빈손으로 집에 돌아와야

했습니다. 그런데 이게 웬걸! 다음 해 "나 여기 있었지!" 하고 바로 그 장소에서 도라지꽃이 피어 있는 게 아니겠어요? 진짜 보물이라도 찾은 듯 그리 반가울 수가 없었습니다.

도라지 농사를 짓다 보니 '어떻게 하면 도라지를 오래 먹을 수 있지?' 자연스레 고민이 되더군요. 나물로 만들어 먹기도 하고, 말려서 보관해두었다가 꿀을 넣고 끓여서 차로 마시기도 하지만, 아삭한 식감을 지키면서도 반찬으로 먹을 방법이 있을 것 같았거든요. 엄마에게 물어보니 바로 답을 해주셨습니다.

"간단해! 옛날에는 냉장고가 없었으니 더덕이든 도라지든 그냥 된장이나 고추장에 푹 박아두었다가 꺼내 먹었어!"

"그래? 그러다가 못 꺼내 먹으면 어떡해?"

"별걱정을 다 한다. 된장, 고추장에 도라지를 넣어두면 도라지에는 된장 간이 배고 된장에는 도라지 효능이 배겠지."

엄마의 말에 남은 도라지를 모조리 된장에 넣어두었습니다. 된장 속에서 도라지를 꺼내 먹을 때마다 보물찾기하는 기분이 들겠지요? 밭에서도, 집에서도 보물이 가득하니 한 해가 든든합니다.

도라지
된장장아찌

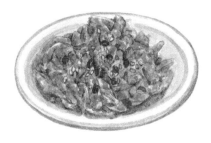

재료: 도라지, 집된장

1. 도라지에 묻은 흙을 탈탈 털고 깨끗하게 씻어낸 다음, 키친타월로 도라지에 있는 물기를 닦아줍니다.

2. 잘 다듬은 도라지는 반으로 가른 뒤 방망이로 탕탕 두드려서 납작하게 만들어줍니다.

3. 도라지를 한입 크기로 자르고 된장에 버무려줍니다.

> **엄마의 팁** 된장은 집된장을 쓰면 맛이 더 좋습니다.

4. 열탕 소독한 유리병에 된장에 버무린 도라지를 넣어둡니다. 이제 냉장 보관을 한 뒤 먹고 싶을 때 조금씩 꺼내서 드세요. 입맛 없을 때도 밥 한 공기 뚝딱입니다.

> **엄마의 팁** 식성에 따라 양념을 추가해도 좋아요. 도라지 된장장아찌에 참기름만 넣어도 맛있지만, 보기 좋게 빨간 고추, 파란 고추도 썰어 넣고 그 위에 깨도 솔솔 뿌려서 드셔보세요.

변비에 특효약인
땅콩

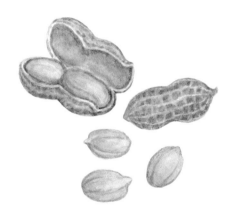

콜레스테롤을 감소시키고

기름 성분이 많아서 변비에 좋으며

출혈을 멎게 합니다.

저는 한의원을 운영하면서 종종 강의를 다니는데요. 강의 때 질문 시간을 가지면 이 질문을 꼭 받곤 합니다.

"원장님은 한약 말고 영양제는 뭘 드시나요?"

아무래도 한의사는 먹는 게 좀 다를 거라 생각하시는 듯합니다. 그래서 저는 이런 질문을 받을 때 가방에서 유리병을 하나 꺼내 보여드립니다.

"제 영양제는 이거예요. 잣이요. 하루에 잣 다섯 알 이상은 꼭 먹고 있어요. 그리고 땅콩이 텃밭에서 나오는 계절에는 잣 대신 땅콩을 먹으면서 식물성 지방을 채우고 있습니다."

제가 이런 말을 하면 '한의사라고 특별한 걸 먹는 게 아니네' 싶었는지 뜨뜻미지근한 반응을 보이기도 하지만, 대부분 눈이 휘둥그레져서는 '소소한 걸 잘 챙기는 것이 건강 비결인가 보네' 하고 제 얘기에 귀 기울여줍니다. 물론 잣이나 땅콩을 가지고 다니면서 하나씩 먹어주는 것, 별게 아니긴 합니다. 하지만 바쁘게 생활하는 요즘 사람들이 사소한 것을 챙기기 어려운 것도 분명한 사실이지요.

사람들이 종합비타민을 챙겨 먹듯, 저는 비타민 알약 대신 잣과 땅콩을 먹습니다. 웬만해서는 음식으로 영양소를 채우려고 노력하는 편이지요. 텃밭에 땅콩을 심은 것도 이런 이유에서부터 시작된 거랍니다.

땅콩은 처음에 동물의 먹이였다가 사람의 몸에도 좋겠다 싶어 먹게 됐다고 전해지는데요. 새나 두더지 같은 동물도, 사람도 모두 좋아하는 이 땅콩에 한약재 이름이 있습니다. '낙화생(落花生)', 땅에 떨어진 꽃이 땅콩이 되었다는 의미입니다. 꽃이 땅콩이 되었다니, 정말 시적인 표현 아닌가요? 그런데 사실은요, 땅콩 꽃이 떨어지고 나서 생기는 씨방줄기가 땅속으로 들어가서 생기는 것이 땅콩입니다.

땅콩은 '만세과(萬歲果)', '장생과(長生果)'라는 이름으로도 불릴 만큼 장수에 좋은 작물입니다. 불포화지방산이 많이 함유되어 있어서 콜레스테롤을 감소시켜주기도 하고, 기름 성분이 많이 들어 있어서 변비에도 좋습니다. 그런데 좋은 약도 체질에 맞지 않으면 독이 되는 법이죠? 땅콩의 기름 성분이 설사를 많이 하는 사람에게는 좋지 않습니다. 제가 그날그날 변의 상태에 따라 용량을 늘리거나 아침과 저녁으로 나누어 먹는 것도 이런 이유 때문이에요. 잣은 일반적으로 하루에 최대 20알 정도 먹는 것을 권장하고 있지만, 화장실에 자주 가는 분들은 땅콩을 한꺼번에 많이 먹거나 장복하지 않도록 주의하셔야 합니다.

보통 땅콩을 섭취할 때 껍질을 다 까서 먹잖아요. 그런데 땅콩 속껍질에도 좋은 성분이 있습니다. 지혈 작용 성분이 들어 있어서 혈우병 환자의 출혈 증상을 억제하는 효능이 있는 것이죠. 그러나 출혈이 심한 경우에는 치료 효과가 상당히 떨어진다는 자료도 있습니다. 또 땅콩 껍질을 오래 볶으면 효과가 떨어진다고 하니, 약간의 출혈이 있을 때 속껍질을 까지 않고 살짝 볶아서 땅콩을 먹으면 효과를 볼 수 있습니다. 『진남본초』에 따르면, 땅콩의 열매뿐 아니라 줄기와 잎을 타박상 치료할 때 외용제로 썼다고 나오는데요. 하지만 현재에 이르러서는 이 사용법을 추천하지 않습니다.

땅콩이 몸에 좋으니 영양제처럼 꼭꼭 챙겨 먹을 수밖에요. 그래서 땅콩을 텃밭에 키우겠다고 마음먹었을 때부터 이런 생각을 했습니다.

'일 년 내내 땅콩을 먹을 수 있는 방법이 없을까?'

저는 땅콩을 365일 매일 먹겠다는 야심 찬 계획을 세웠지요. 그런데 모종 단계에서부터 좌절하고 말았습니다. 싹이 올라와서 모종이 땅에 자리를 잡으려고 하면, 어느새 고소한 향을 맡고 새들이 땅속에 있는 땅콩을 먹어버렸기 때문입니다. 해결책이 필요했습니다. 새들이 접근하지 못하도록 땅 위에 신문이나 포대를 덮어두었습니다. 그랬더니 땅속 환경이 좋아서였을까요? 이번에는 두더지가 와서 땅콩 모종을 먹어치웠습니다. 낭패도 이런 낭패가 없습니다. 땅을 헤집어놓고 가서 남아 있던 땅콩 모종도 제대로 자랄 수 없게 되어버렸습니다.

주변 사람들이 비닐멀칭을 하면 어떠냐고 조언을 해줬습니다. 그런데 비닐을 덮어두면 땅속 온도가 올라가서 지렁이가 살 수 없는 환경이 되기에, 저희 텃밭에는 비닐멀칭을 하지 않았습니다. 물론 이건 선택 사항인데요. 혹여나 비닐멀칭을 했다면 꼭 확인해야 할 게 있습니다. 씨방줄기가 비닐을 잘 뚫고 들어가는지 살펴보아야 한다는 거지요. 혹시 비닐 위로 씨방줄기가 자라고 있다면, 비닐을 찢어서 씨방줄기가 땅에 닿도록 도와주어야 합니다. 꽃이 떨어질 때쯤에는 땅콩의 씨방줄기가 땅을 향해 잘 자라도록 흙을 조금 더 덮어주는 북주기를 해주면 좋습니다.

안타깝게도 제 계획은 실패했습니다. 그러나 9월이면 어김없이 저희 텃밭에는 땅콩이 열려 있습니다. 매일은 아니어도 가을이면 고소한 땅콩의 맛을 볼 수 있으니, 그것만으로도 감사할 따름입니다.

땅콩은 4월에 씨앗을 심지만, 시장에서 모종을 샀을 때는 5월에 심어도 됩니다. 비닐멀칭 재배를 하면 10~15일은 좀 더 빨리 파종해도 된다고 해요. 이제 땅콩이 열리기를 기다릴 차례입니다. 여름(7~8월)에 꽃이 피어나고, 새와 두더지가 조금씩 나누어 먹고, 그렇게 시간이 흘러 가을(10~11월)에 이르면 수확을 합니다.

땅콩을 캘 때는 조심스레 캡니다. 겉껍질이 깨지면 보관 중에 산패되거나 상할 수 있기 때문입니다. 하지만 아무리 조심스레 캐도 껍질에 상처가 난 것들이 생길 수밖에 없는데, 그럴 경우에는 말리지 않고 바로 삶아서 먹습니다. 속 땅콩을 볶지 않고 그대로 먹어서 '생땅콩'이라고 부르는데, 촉촉하고 고소함이 살아 있는 게 맛이 참 좋습니다. 삶아서 먹었는데도 아직 상처 난 땅콩이 남아 있다면, 땅콩버터로 만들어 보관해 두는 것도 방법이지요.

모양이 온전한 땅콩은 껍질을 까지 않고 건조해두었다가 다음 해 씨앗으로 쓰기도 하고, 겨울 동안 생각날 때마다 껍질을 까고 속 땅콩을 조금씩 볶아서 먹기도 합니다. 그렇게 저는 작년 겨우내 알약 먹듯이 매일 땅콩을 다섯 알씩 나누어 먹었습니다. 아껴서 먹느라 넉넉히 먹지는 못했지만, 제게 땅콩은 자연이 주는 아주 좋은 영양제입니다.

여러분은 하루에 영양제를 얼마나 먹고 있나요? 화학 영양제 한 움큼보다는 견과류 한 움큼 드시기를 더 권장합니다. 요즘엔 하루에 먹으면 좋을 양의 견과류를 소포장해서 파는 제품이 많으니 손쉽게 접할 수도 있으니까요. 다만, 땅콩은 오래 묵히면 산패되어 독성이 생길 수 있기에 조심하셔야 합니다. 보관이 잘못되거나 수입 과정에서 산패되기 쉬운 견과류로 구성된 것은 먹지 않도록 주의하시고요.

산패되는 게 걱정이라면 땅콩을 반찬으로 만들어두고 먹는 방법이 좋습니다. 저희 집은 보통 멸치와 같이 졸여서 먹는데요. 조청으로 마무리해주면 땅콩이 산소와 접촉하는 것을 막을 수 있어서 오래오래 먹을 수 있습니다. 특히 조청을 넣으면 서로 달라붙어서 딱딱해지는데, 엄마의 비법대로 하면 전혀 그렇지 않더라고요. 저희 엄마의 간단한 비법을 따라 한번 만들어보세요.

멸치땅콩조림

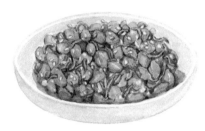

재료: 멸치, 땅콩, 마늘, 청양고추, 조청, 참기름, 깨소금, 집간장

1. 멸치를 팬에 볶은 뒤, 채에 부어서 잔 가루를 털어줍니다.

2. 땅콩도 따로 팬에 살짝 볶아둡니다.

3. 마늘은 편을 썰어놓습니다.

4. 이제 양념장을 만들어볼게요. 집간장을 팬에 넣어 끓이고, 마늘과 청양고추를 더해서 익힙니다.

5. 다 익으면 불을 끄고, 양념장에 멸치와 땅콩을 넣고 섞어줍니다.

6. 마지막으로 조청, 참기름, 깨소금을 넣어 섞어주고 한 김 식힌 다음 반찬통에 담아줍니다.

엄마의 팁 꼭 식어가는 상태에서 조청을 넣어주세요. 그러면 멸치와 땅콩이 서로 달라붙는 것을 막을 수 있습니다.

감기를 낫게 하는
생강

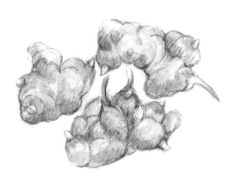

감기 초기의 명약으로 쓰이거나

소화를 돕기도 하고,

임신부의 입덧에도 효과적입니다.

퇴근하고 집에 돌아오니, 현관문 앞에 택배 상자가 덩그러니 놓여 있었습니다. 택배 송장도 붙어 있지 않아서 무언가 싶어 궁금해 열어보았더니 생강이 들어 있었습니다.

　"엄마, 생강을 벌써 캤어요? 지금 9월인데요? 10월, 11월에나 캐는 거 아니었어요?"

　"세상에나! 밭에 도둑이 들었지 뭐야. 다 크지도 않은 생강을 뿌리째 뽑아서 가지고 간 거야. 도둑이 마음이 급했는지 줄기를 확 젖혀서 들고 갔나 보더라고. 다행히 땅속에 생강이 좀 남아 있어서 캐왔지."

"그럼 도둑 때문에 생강을 미리 캐신 거예요?"

"꼭 그런 것은 아니고. 도둑이 지나간 자리도 정리할 겸, 뿌리만 남은 생강 가지고 생강청을 좀 만들어두려고 더 수확했지."

가끔 저희 텃밭에는 서리꾼이 다녀갑니다. 이번에는 탐스럽게 열린 생강이 욕심났나 봅니다. 생강이 몸에 좋은 것을 알고 가져간 모양이지요?

생강은 씨앗이 아닌 덩이줄기를 심어서 키웁니다. 씨생강이라고도 하는데요. 감자도 이와 같은 방식으로 심기에, 지난겨울 씨감자를 남겨두듯 씨생강을 남겨두었다가 감자를 심고 나서 날이 조금 더 따뜻해질 때쯤 심었습니다. 날이 따뜻해지면 감자는 쑥쑥 잘 자라는 게 눈에 보이는데, 생강은 싹도 더디게 나고 자라는 것도 시원치 않아서 조금 속이 탑니다. 그래도 인내심을 가지고 기다리다 보면, 감자를 수확할 때쯤 밭 한쪽을 가득 메운 키 큰 생강을 발견할 수 있습니다.

장마철에도 생강은 밭을 지키고 있는데요. 이때 배수가 원활하지 않으면 생강 뿌리가 썩을 수 있기 때문에 생강 밭에 물이 차지 않도록 세심하게 관리해줘야 합니다. 그 후 10월

말부터 11월 생강을 수확할 때까지는 그냥 두어도 잘 자랍니다. 서리꾼만 만나지 않는다면요.

생강은 따뜻한 성질을 가지고 있어서 차가운 기운을 밖으로 발산해주는 작용을 합니다. 한의학에서는 '해표풍한(解表風寒)'이라고 하는데요. 감기는 몸에 풍한(風寒) 사기가 들어와서 생기는 것이므로, 바람 때문에 차가워진 몸을 흩어주는 감기 초기의 명약으로 생강을 씁니다. 따라서 생강꿀, 생강청, 생강조청을 먹으면 민간 감기약으로 딱이지요. 때때로 "감기 걸렸을 때 시중에서 파는 분말 생강차를 마셔도 효과가 있나요?"라는 질문을 받곤 하는데요. 결론부터 말씀드리면, 분말로 된 것은 생강차보다는 건강 차라고 부르는 것이 맞습니다. 그러니 웬만하면 가공된 것보다 원재료를 활용한 차를 마시면 좋을 듯합니다.

생강의 따뜻한 성질은 소화기를 돕는 역할도 해줍니다. 차가운 것을 먹고 난 뒤 위가 냉해서 생기는 구토를 멈추게 해주지요. 혹 겨울에도 아이스 아메리카노를 즐겨 마시나요? 그러다 보니 소화가 잘 안 된다고요? 네, 이런 분들이 꽤 많이 있습니다. 그때마다 저는 따뜻한 생강차를 권하곤 합니다. 그러면 영락없이 속이 편해졌다며 후기를 들려주지요.

생강은 임신부의 입덧이나 그와 유사한 증상에 특효약이 되기도 합니다. 한의학에서는 '오심(惡心)'이라고 하는데요. 토하지는 않지만 토할 것 같고, 음식을 보자마자 싫어하는 마음이 드는 것을 의미합니다.『동의보감』에서는 이런 증상이 있을 때 먹는 여러 약재를 소개하는데, 그중에 생강도 포함되어 있습니다.

말린 생강인 '건강'은 몸을 따뜻하게 하는 효능이 일반 생강보다 배가된다 하여, 한의학에서는 온리약(溫裏藥: 속을 따뜻하게 하는 약)으로 따로 분류하고 있습니다. 건강과 생강의 효능이 다르다고 보는 거지요. 감기가 목적이면 생강을, 몸을 따뜻하게 하는 목적이라면 건강을 드시는 걸 추천합니다.

탕약 처방전에 '강삼조이(薑三棗二)'라는 말을 흔히 씁니다. 한약을 지을 때 한 첩당 '생강 세 조각에 대추 두 알'을 넣으라는 말입니다. '약방의 감초'라는 속담이 있지요? 그래서 모든 약에 감초가 들어갈 것 같지만, 사실은 한약 처방 50퍼센트 이상은 강삼조이를 씁니다. 생강은 약의 독성을 풀어주고 대추는 약 맛을 부드럽게 해주는 역할을 하기 때문이지요. 그래서 둘은 친구처럼 붙어 다니며 한약 처방에 쓰입니다. 이렇듯 생강에는 해독 작용이 있습니다. 물고기나 게를 먹고 나서 구토와 설사를 할 때 생강을 먹으면 독소를 제거해줍니다. 독성이 있는 약재 '반하', '천남성'을 탕약에 넣을 때도 생강으로 해독을 한 뒤에 사용하지요.

생강이 해독제로도, 감기약으로도 쓰이고 속도 편안하게 해주니 만병통치약인 것만 같습니다. 그렇지만 항상 좋은 것만은 아닙니다. 생강은 따뜻한 성질에 매운맛이 강하니 몸에 열이 많은 사람이 오래 먹으면 자칫 위를 상하게 할 수도 있습니다. 『논어』에 '불철강식 부다식(不撤薑食 不多食)'이라는 말이 있듯, 공자도 생강을 무르지 않고 먹었으나 많이 먹지는 않았다고 했습니다. 좋은 음식도 과하면 안 된다고 생각해 그리했을 것입니다. 따라서 생강을 장기간 복용하려면 체질을 정확히 알고 이용해야 합니다.

저희 텃밭에는 토종 종자와 외국 종자, 이렇게 두 가지 생강을 심습니다. 토종 종자는 섬유질이 많고 단단합니다. 그렇다 보니 생강을 써는 데 힘이 많이 들어가고 여간 수고로운 게 아닙니다. 매운맛이 강하기 때문에 음식보다는 주로 탕약을 달일 때 사용합니다. 반면 외국 종자는 크기가 크고 즙이 많아 칼로 썰어 편을 만들기 편합니다. 그래서 얇게 저민 후 꿀에 넣어 '생강꿀'을 만들어둡니다. 생강 편에 설탕을 넣어 '생강청'을 담기도 하고, 즙이 많이 나오는 편이라 생강즙에 삭힌 엿기름을 넣어 '생강조청'을 만들기도 합니다.

이렇게 생강꿀, 생강청, 생강조청까지 세 가지를 만들어서 보관해두면 마음이 든든합니다. 사계절 내내 감기 기운이 있을 때 얼른 뜨거운 물에 타서 차로 마시면 감기가 뚝 떨어져나가죠. 생강차가 조금 심심하다 싶으면 계피를 넣어서 먹어도 좋습니다. 감기에는 계피도 많이 사용되는 약재이니까요. 외국의 민간 감기약으로 마시는 뱅쇼에 계피와 생강이 같이 들어가기도 하니, 이 둘의 조합이 얼마나 좋은지 이제는 말하지 않아도 알겠지요?

생강 편을 식초에 넣어 '생강초'를 만들기도 하는데요.

회처럼 차가운 음식을 먹을 때 생강초를 곁들이면, 식중독 예방에 아주 좋습니다.

날이 좀 춥다고 느껴지던 날, 생강청을 넣고 차 한잔을 마셨습니다. 9월에 어쩔 수 없이 만들어둔 생강청을 보니 저희 집 생강을 가져간 서리꾼이 저절로 생각나더군요. 다행히 11월에 생강 풍년을 맞이했고, 급히 도망가느라 줄기만 잔뜩 들고 간 서리꾼의 모습을 떠올리니 어느새 그를 향한 원망은 사라지고 웃음만 나왔습니다.

텃밭에 나갈 일이 많은 농사철에는 생강으로 만들기 쉬운 생강초나 생강청을 담지만, 시간 여유가 생기면 생강조청을 만듭니다. 생강조청은 인내와 노동력, 정성을 들여야만 맛있게 만들 수 있거든요. 생강은 수확하고 나서도 저장성이 있어서 얼지 않도록 흙과 함께 보관해두었다가 조청으로 만들면 좋습니다. 11월은 한 해를 마무리하는 시기잖아요. 마음의 여유를 갖고 생강조청을 만들며 지난날을 되돌아보는 것은 어떨까요. 차분하게 만든 조청에 가래떡을 푹 찍어서 먹다 보면 흐뭇한 미소가 지어지면서 올해를 잘 마무리할 수 있을 거예요.

생강조청

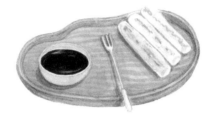

재료: 생강, 쌀, 질금 가루, 물

1. 생강을 손질한 뒤 약간의 물과 함께 믹서기에 갈아주고, 3일간
따뜻한 곳에 두어서 발효를 시켜준 다음 망에 넣어둡니다.

> **엄마의 말** 갈아놓은 생강을 설탕에 재워두면 생강청이 됩니다. 이렇게
> 만든 생강청은 냉장고에 보관했다가 요리 양념을 만들 때 사
> 용하거나 차로 드세요.

2. 밥솥에 쌀을 안칩니다. 이때 밥은 반드시 고두밥으로 지어주세요.

3. 밥이 다 되면 망에 넣어둔 생강과 걸러놓은 생강물, 질금 가루를
밥통에 모두 넣고 보온 상태로 해둡니다.

4. 6~7시간 뒤, 밥통을 열고 밥알을 모두 채에 걸러줍니다.

> **엄마의 팁** 채에서 걸러낸 생강 건더기는 말려서 양념으로 사용하세요.

5. 건더기를 거른 물을 중불에서 끓입니다. 이때 물이 끓으면서 넘
칠 수 있으니 계속 지켜보면서 한 번씩 저어줍니다.

6. 어느 정도 졸아들면 약불로 줄이고 걸쭉해질 때까지 그대로 둡
니다. 이제 한 김 식혀 냉장고에 보관해주세요.

무더위가 가시고 잠시 가을을 즐기려나 싶었는데 어느새 서리 걱정을 해야 할 시기입니다. 서리가 내리면 추위에 약한 식물은 금방 시들기 때문이지요. 그래서 토란대처럼 물을 많이 머금고 있는 식물은 겨울이 오기 전에 얼른 수확합니다. 가지도 마찬가지고요.

이제 수확한 작물을 손질해서 다가올 겨울을 준비할 차례입니다. 동면에 들어가는 동물들처럼요. 그러고 보니 앞으로 소개할 작물이 쌀쌀해질 때부터 겨우내 먹으면 좋은 것들입니다. 날이 추워지면 몸이 움츠러들기도 하지만 신체 기능이 활발하지 않은데요. 겨울에도 활력 있는 몸을 유지할 수 있도록 잘 눈여겨봐 주세요.

텃밭에서 나는 변비약, 고구마

땅속에 있는 고구마가 잘 자라려면, 고구마 잎이 햇빛을 많이 받아서 영양분을 나눠줘야 합니다. 그래서인지 텃밭에는 여름 내내 열심히 햇빛을 받은 고구마 잎이 무성합니다. 그 모습에 땅속에 있는 고구마도 무럭무럭 자라고 있다는 믿음이 생기며 저도 모르게 흐뭇해집니다. 한의학에서 고구마는 '번서(蕃薯)'라 불리는데요. 번서는 소화 기능을 활발하게 도와서 변비를 없애주고, 기력을 돕는 등의 효능을 가지고 있습니다. 고구마도 몸에 참 좋지만, 사실 저는 고구마 줄기를 더 좋아합니다. 고구마의 줄기와 잎은 '번서등(蕃薯藤)'이라는 이름으로 불립니다. 토하고 설사하는 증상, 젖이 잘 안 나오거나 대변출혈, 자궁출혈 등에 좋습니다. 고구마 줄기는 하나하나 껍질을 깐 다음에 김치를 담가 먹는데요. 아삭아삭 씹히는 게 그야말로 별미입니다.

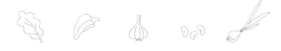

보라색 식이섬유 덩어리, 가지

가지는 『동의보감』 탕액편 채부(菜部)에 성질이 차서 많이 먹으면 안 되지만, (식이섬유가 많아) 몸에 열이 많거나 변비가 있을 때 도움을 준다고 나옵니다. 블루베리처럼 안토시안이 많이 들어 있어서 요즘엔 컬러 푸드로 인기가 많지요. 음식을 눈으로도 먹는 시대이니까요. 텃밭 농사 첫해에 가지 모종 다섯 개를 심었는데, 수확할 때 감당할 수 없을 만큼 가지가 열려서 당황했던 적이 있었습니다. 그때부터 이 많은 가지를 맛있게 먹는 법을 연구하기 시작했지요. 프라이팬에 가지를 구워서 수분을 날린 뒤, 돼지고기, 양파, 소금, 후추를 넣고 볶아서 드셔보세요. 어른, 아이 모두 거부감 없이 가지를 즐길 수 있습니다.

장을 위한 건강식품, 토란대

토란은 '우자(芋子)'라는 이름으로 한의서적에 등장하는데, 생것은 독성이 있어 익혀 먹어야 한다고 나옵니다. 토란 잎도 '우엽(芋葉)'이라 불리며 답답한 증상을 없애는 데 쓰인다고 합니다. 비록 줄기인 토란대에 대해선 찾아볼 수 없지만, 우자, 우엽에 미루어볼 때 그 효능이 짐작되고, 섬유질이 풍부하게 들어 있어서 장 건강에 도움을 줍니다. 가을에 수확한 토란대는 잘 말려서 저장해두고 겨우내 나물을 해 먹기 딱 좋은 작물입니다. 그래서 어느 정도는 건조해서 보관하고, 당장 먹을 것은 쌀뜨물에 한 시간 넘게 넣어두고 물에 끓여 독성을 빼준 다음 다슬기를 넣고 들깨탕으로 해 먹습니다. 고소한 맛이 일품이니 꼭 한번 만들어보세요.

겨울

Winter

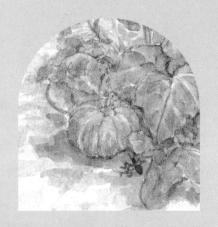

12월 늙은 호박

1월 팥

2월 당귀

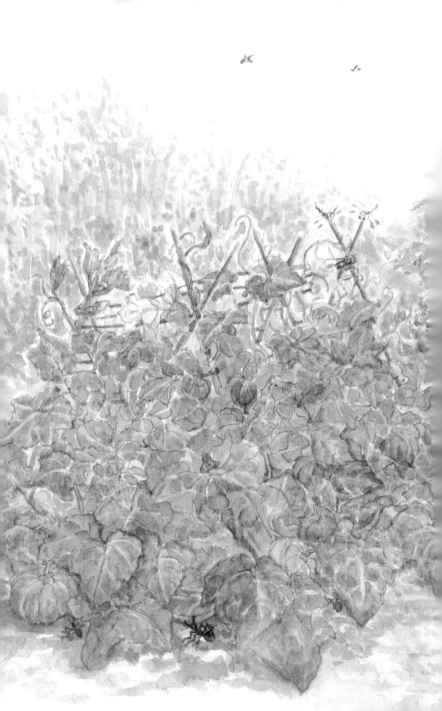

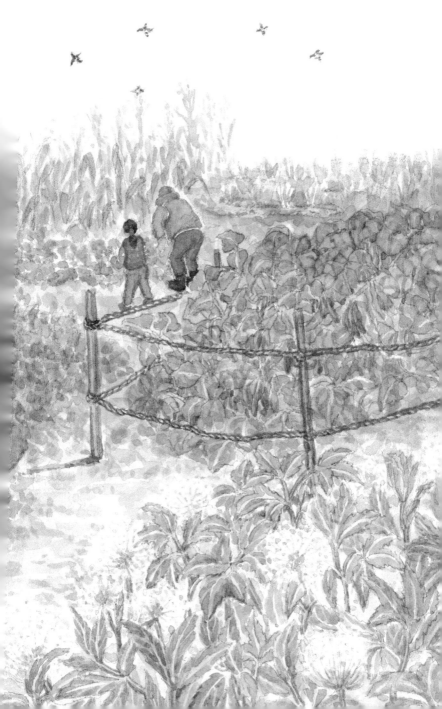

소화 기능을 돕는
늙은 호박

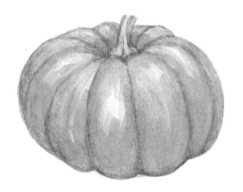

소화가 잘되게 혈액순환을 시켜주고

몸의 부기를 빼주며,

각종 기생충 감염 치료에도 효과적입니다.

저희 텃밭에는 애호박, 늙은 호박(맷돌 호박), 단호박, 이렇게 세 가지 종류가 자라고 있습니다. 모두 줄기가 덩굴로 뻗어나가며 자라는 품종입니다. 그러니 호박은 덩굴이 뻗어나갈 여유 공간이 있는 곳에서 키워야 합니다. 만약 공간이 부족하다면, 덩굴을 뻗을 수 있도록 그물망이나 지주대를 설치하는 일은 필수이지요. 그렇다면 덩굴 없는 호박도 있을까요? 그럼요. 여러분도 마트에서 주키니호박을 본 적이 있을 텐데요. 주키니호박은 페포종 비덩굴성 호박이라서 좁은 공간에서도 키울 수 있습니다.

저는 올해 4월쯤 세 종류의 호박 씨앗을 모종으로 키워 5월에 모두 심었는데요. 척박한 땅에서도 어찌나 쑥쑥 잘 자라던지, 6월 말부터는 애호박, 9월에는 단호박, 10월에는 늙은 호박을 수확할 수 있었습니다. 무엇보다 열매가 아주 실해서 수확 내내 흡족했습니다. 호박은 다른 작물보다 꽃이 유난히 크지만, 그 크기에 비해 꽃가루가 많지 않아서 우리가 직접 벌과 나비가 되어 인공수분을 시켜줘야 합니다. 붓으로 꽃가루를 묻힌 다음 다른 암술머리에 뿌려주는 거죠. 그리고 이렇게 해야만 교잡을 막고 풍성한 열매를 얻을 수 있습니다.

텃밭에 세 종류의 호박을 심었지만, 그중에서도 제일 쓰임새가 많은 건 늙은 호박입니다. 입맛 없는 여름철에는 호박잎쌈을 해 먹고, 파종 후 두 달 정도가 지나면 수꽃이 피는데, 이 수꽃으로 만드는 꽃만두는 특식 중의 특식입니다.

"할머니, 호박꽃은 만두피보다 더 고급스러운 느낌이에요."

딸아이의 맛 표현은 할머니의 어깨를 으쓱하게 합니다.

"그렇지! 눈으로 먹는 만두지! 다음에 또 해줄까? 지금이 꽃이 한창 필 때라 이때만 먹을 수 있는 거야!"

손녀딸이 좋아하니 엄마가 또 해주실 모양입니다. 저는 그 모습이 흐뭇해서 그저 바라만 보고 있었지요. 늙은 호박꽃 만두로 어느새 식사 분위기가 따스해졌습니다. 가을에 얻은 누런 호박은 겨울철 보신하기에도 좋지만, 마음까지 따뜻하게 해주는 채소인 것만 같습니다.

늙은 호박은 조선시대 후기에 중국에서 우리나라로 들어온 작물입니다. 그래서 조선시대 중기에 편찬된『동의보감』이 아니라 조선시대 후기에 편찬된『방약합편』을 참고하는데요.『방약합편』에서는 늙은 호박의 효능을 다음과 같이 밝히고 있습니다.

"호박은 남과(南瓜)라 하여 달고 성질이 따뜻하며 비위를 잘 보하지만, 양고기와 같이 먹으면 기를 통하지 않게 한다."

한의학에서 늙은 호박은 '남과'로 불리고 비위(脾胃)를 보해주는 효능을 가지고 있습니다. '비위'는 소화 기능을 담당

하는 부분을 통틀어서 가리키는 말입니다. 즉, 비위를 보한다는 것은 음식을 먹고 난 뒤 소화 기능이 잘되도록 순환시켜준다는 의미이지요. 그리고 대사 과정에서 수분을 소변으로 나오게끔 만들어서 몸의 부종이 줄어드는 효과가 생기는 거고요. 따라서 부종 제거에 좋다는 건 남과의 부가적인 기능이기에, 산후의 부기 제거만을 위해 남과를 섭취한다면 자칫 허약한 산모에게 해가 될 수 있으니 주의해야 합니다. 음식들이 서로 궁합이 맞는다, 맞지 않는다는 것은 경험에서 나오기도 하지만 기록으로 남아 있는 것도 있습니다. 호박의 경우 "양고기와 같이 먹으면 기가 응결된다"라는 문구가 『본초종신』이라는 책에 나옵니다. 그러니 양고기를 먹을 때는 호박을 멀리해주세요.

호박씨는 '남과인'이라고 부릅니다. 남과인은 남과가 갖고 있는 효능 이외에도 다른 효능을 가지고 있습니다. 각종 기생충 감염에 효과가 있어서 구충제로 사용하거나 백일해, 치질, 산후 젖이 나오지 않을 때도 사용할 수 있는 것입니다. 전이나 죽을 만들기 위해 늙은 호박을 손질하면서 씨를 그냥 버리는 경우가 많은데요. 호박씨를 그냥 버리지 말고 살짝 볶아서 먹으면 좋습니다. 그뿐인가요. 호박씨를 물에 담가두면 제대로 영글지 않은 씨앗들은 물 위로 떠오르는데요. 물 위에 떠 있는 씨는 버리고 가라앉아 있는 씨앗을 잘 말려서 저장해두면, 그 씨앗으로 내년에 농사를 지을 수 있습니다. 농부의 재산 1호는 씨앗이니까요.

한의학 의서에는 남과와 남과인뿐 아니라, 늙은 호박의 다양한 부분을 사용했다는 기록이 있습니다. 호박의 뿌리 '남과근', 덩굴 '남과등', 덩굴손 '남과수', 잎 '남과엽', 꽃 '남과화', 속 '남과양', 꼭지 '남과체'도 쓰였다고 합니다. 정말이지 사용하지 않는 부위가 없을 정도로 쓸모가 많은 채소입니다.

늙은 호박은 여름부터 겨울까지 저희 집 밥상을 풍성하게 해줍니다. 뜻밖에 좋은 일이 생기거나 좋은 물건을 얻었을 때 '호박이 넝쿨째로 굴러떨어졌다'는 속담을 쓰는데요. 잎부터 꽃까지 하나도 버릴 게 없으니, 호박을 키우는 입장에서는 진짜 행운이 넝쿨째 줄줄이 들어오는 것 같습니다.

어른들 입맛엔 호박잎이 제일입니다. 여름 뙤약볕에 호박잎이 크게 자라면, 다들 호박에 관심이 집중되어 호박잎 들추기에 바쁜데요. 엄마와 남편은 뭐니 뭐니 해도 호박잎이 제일 맛있답니다. 줄기 껍질을 벗기고 정성스레 하나씩 잎을 씻어서 포개어 쌓은 뒤, 뒤집어서 찝니다. 수증기에 연해진 호박잎에 강된장을 넣고 쌈으로 싸 먹으면 그날 저녁은 웃음 만발입니다. 강된장과 호박잎을 차갑게 먹으면 여름에 없던 입맛도 돌아오지요.

앞서 얘기했지만 아이들이 가장 좋아하는 건 호박꽃 만두! 보는 것만으로도 미소가 나오는 음식이지만, 그만큼 손이 많이 갑니다.

첫째, 호박 수꽃에 있는 꽃가루를 없애기 위해 일일이 수술을 제거하고 깨끗하게 씻어줍니다.

둘째, 꽃 속에 새우와 두부, 양파, 부추를 넣고 찜통에 쪄줍니다.

이렇게 하면 예쁘기도 하고 맛도 좋은 호박꽃 만두가 완성됩니다. 아참, 호박꽃의 수술을 떼다가 꽃이 찢어지면 만두피로 쓸 수가 없습니다. 그럴 땐 버리지 말고 쌀가루 반죽에 넣어서 호박 화전으로 구워주세요. 그 위에 꿀을 살짝 뿌려서 먹으면, 아이들 간식 메뉴로도 안성맞춤입니다.

　　퇴근하고 돌아오니 현관 신발장 위에 누런 호박이 떡하니 올라와 있습니다. 집 안은 더워서 호박이 상하기 쉽고 집 밖에 두면 얼어버리니, 신발장 위가 딱 저장하기 좋은 장소지요. 집에 드나들면서 누런 호박을 보며 호박죽 먹을 생각을 하니 벌써부터 마음이 따뜻해집니다.

　　"신발장 위에 있는 늙은 호박으로 오늘 호박전 해 먹자."

　　엄마의 말에 저는 반색하며 너무 좋다고 했지요. 호박죽만큼이나 호박전을 좋아하거든요. 제 어릴 적 추억의 음식이기도 하고요. 우리 집 호박전은 밀가루나 쌀가루가 조금만 들어가는 게 특징입니다. 호박 자체에 전분이 많아서 서로 잘 달라붙기 때문에 다른 재료는 추가하지 않습니다. 그래서 늙은 호박 그 자체의 맛을 즐길 수 있지요. 호박전 생각에 들떠 있을 때 "호박 한 덩어리 다 먹으려면 손님이 오면 딱 좋은데……" 하고 엄마가 덧붙이셨습니다. 오늘은 늙은 호박전을 맛있게 먹고, 내일은 손님을 초대해 호박 파티를 벌여야겠습니다.

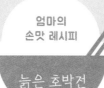

엄마의 손맛 레시피

늙은 호박전

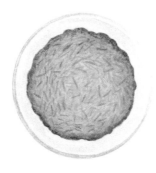

재료: 늙은 호박, 쌀가루, 밀가루, 소금, 설탕, 식용유

1. 늙은 호박의 껍질을 깎은 뒤, 숟가락으로 속을 긁어내서 씨를 제거합니다.

2. 늙은 호박은 칼로 채를 썰어둡니다.

3. 큰 볼에 채 썰어둔 늙은 호박을 넣고 그 위에 소금과 설탕을 뿌립니다. 그런 다음 약간의 물이 생길 때까지 10분 정도 그대로 둡니다.

4. 늙은 호박이 든 볼에 쌀가루와 밀가루를 조금 넣고 섞어줍니다.

5. 팬에 식용유를 두른 뒤 반죽을 올리고 노릇하게 구워내면, 마음까지 따뜻해지는 늙은 호박전 완성입니다.

부기에 효과적인
팥

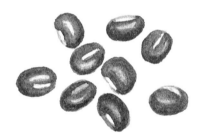

부종을 빼줄 뿐 아니라

수분대사를 원활하게 해주고

밀가루의 독을 풀어줍니다.

요즘 뉴스를 보다 보면 '기후위기'라는 말을 많이 듣게
됩니다. 지구온난화로 인해 빙하가 녹고 동물들이 멸종 위기
에 처하는 등 많은 변화가 일어나면서 위기의식을 가지자는
뜻에서 기후변화라는 말 대신 쓰는 것인데요. 아무리 단어를
바꿔 써도 솔직히 일상에서는 이 말이 피부에 와닿기가 쉽지
않습니다. 아, 텃밭 작물 얘기하다가 기후위기라니, 조금 동
떨어진 얘기 같나요? 그렇지 않습니다. 텃밭을 가꾸다 보면
'지금이 진짜 기후위기다!' 싶을 때가 많이 있거든요. 특히 지
난여름만 해도 저희 텃밭에는 큰 변화가 있었습니다.

팥의 경우, 늦은 봄부터 파종하는 분도 있지만 저희는 작은 텃밭을 가꾸다 보니 여유 공간이 없어서 조금 늦게 심습니다. 6월에 하지감자를 수확하고 그 자리에 팥을 심었지요. 팥 종류가 참 다양한데, 그중에서도 붉은 팥, 검은 팥, 토종 팥(예팥)까지 세 종류를 심었습니다. 10월이 되면 맛있는 팥을 얻을 수 있기를 바라면서 말이죠.

그런데 그해 여름, 비가 많이 왔습니다. 콩과 식물들이 견딜 수 없을 만큼요. 아니나 다를까요, 수확 철이 되자 위기를 느꼈습니다. 콩의 수확량이 확연히 줄어든 것이죠. 팥도 예외는 아니었습니다. 팥꼬투리가 많지 않다는 것이 눈으로 보이니까, 속이 상한 나머지 꼬투리를 까서 팥알을 꺼내기가 겁이 날 지경이었습니다. 그래서 일단은 팥꼬투리를 따서 큰 소쿠리에 담고 겨울이 될 때까지 잘 말려두었습니다. 물론 수확을 한 후에 바로 팥꼬투리를 털어서 팥만 건조하는 분들도 있습니다. 하지만 우리 집은 팥꼬투리를 조금 일찍 수확했기 때문에 꼬투리가 다 마를 때까지 양파망이나 소쿠리에 담아놓고 기다립니다. 그러다 겨울이 와서 텃밭에 나갈 일이 없고 시간 여유가 생길 때 조금씩 팥꼬투리를 털어주지요.

엄마가 팥꼬투리를 털면서 제게 말씀하셨습니다.

"너 팥죽 안 좋아하는 거 알지만 동지 때는 한 그릇 먹어야지!"

"그럼요. 동지 때는 먹어야지요. 근데 비가 많이 와서 팥농사가 엉망이었잖아요. 팥죽을 할 양이 나올까요?"

소쿠리에 담긴 팥알들을 보니 진짜 팥죽 한 그릇도 나오지 않을 만큼 부족한 양이었습니다. 그래서 어쩔 수 없이 저는 마트로 달려가서 팥을 더 사야만 했습니다. 동짓날에 팥죽을 먹고 나쁜 기운을 몰아내야 한 해 동안 건강하고 행복하게 살 수 있다는 우리나라 풍속을 따르고 싶었거든요. 팥죽에 나이만큼 넣은 새알심을 먹고 한층 더 성장하고 싶기도 했고요.

『동의보감』에서 팥은 '적소두(赤小豆)'라고 나옵니다. 적소두는 토종 팥일 가능성이 높은데요. 붉은 팥은 그냥 '적두(赤豆)'로 표기되기도 했으나, 적두보다 작으면서 약으로 쓰여서 약팥, 예팥, 이팥으로 불리는 것이 적소두로 보입니다. 『동의보감』 탕액편 곡부(穀部)에는 적소두의 효능에 대해 다음과 같이 나옵니다.

"성질이 평하고 맛은 달고 시며 독이 없다. 수기를 내리고 옹종과 피고름을 나가게 한다. 소갈을 치료하고 설사를 멎게 하며 소변을 잘 나오게 하고 수종과 창만을 내린다."

적소두가 몸에서 불필요한 수분을 빠져나가게 해서 부종을 빼주고, 수분대사를 원활하게 해주는 효능을 가지고 있다는 것입니다. 또한 밀가루의 독을 푸는 효과도 있습니다.

적소두는『동의보감』잡병편 부종(浮腫)에도 자주 등장하는데요. 비록 부인편에서 산후 부종에 쓰였다는 글은 찾을 수가 없지만, 산전 증상 중에 임산부의 다리와 발이 붓는 증세인 자기(子氣)에 쓸 수 있다는 글은 찾아볼 수 있습니다.

팥의 효능이 다양한 것처럼, 팥 종류에 따라 먹는 방법도 다릅니다. '붉은 팥'은 수확한 후에 잘 말려서 동지 때 팥죽을 쑤거나 떡의 고물로 이용하고, '검은 팥'은 밥에 넣어 먹습니다. 가을 수확기에 팥을 말리지 않고 밭에서 자란 그대로 넣어서 밥을 지으면 더 건강하게 먹을 수 있는데요. 실제로 팥에는 비타민 B가 풍부해서 영양을 더해준다고 합니다. '토종 팥'은 붉은 팥과 검은 팥에 비해 크기가 작고 약간 길쭉하게 생겼는데요. 척박한 땅에서도 잘 자라지만, 붉은 팥에 비해 수확량이 적은 편이고 약간의 쓴맛과 텁텁함이 있다 보니 저희 집에서는 차로 만들어 먹습니다. 만드는 법도 생각보다 아주 간단하기 때문에 잠시 소개해드리겠습니다.

첫째, 팥알을 깨끗하게 씻어줍니다.

둘째, 팥알을 찌고 말리기를 여러 번 반복해줍니다. 혹은 팥알을 살짝 덖어서 준비해줘도 좋습니다.

셋째, 냄비에 물과 함께 준비해둔 팥알을 넣고 한소끔 끓여줍니다. 이때 붉은색의 맑은 물이 나오는데, 5분 정도만 끓여서 먹으면 텁텁하지 않은 맑은 팥차를 마실 수 있습니다.

혹 어젯밤에 먹은 라면 때문에 얼굴이 부은 것 같다고 느껴지나요? 그럴 때는 팥차로 부기를 빼면 좋을 듯합니다.

동짓날에는 팥죽을 꼭 먹어야 한 해의 나쁜 기운을 쫓아낼 수 있을 것만 같은데요. 어쩐지 앞으로는 팥죽 먹기가 쉽지 않을 것 같아서 심히 걱정됩니다. 콩과 식물의 수확량이 줄어든다고 생각하면 앞으로의 미래가 그려지기 때문이죠. 콩과 식물의 수확이 줄어들면 그것을 주식으로 하는 동물들이 생활하기 힘들 것입니다. 동물 사료 대부분이 옥수수와 콩이니 사룟값은 올라갈 수밖에 없고, 그로 인해 돼지고기나 소고깃값도 오르겠지요. 그뿐인가요. 당장 콩기름값도 오르겠지요. 협동조합을 이루어 건강한 식품을 공급하는 한 업체에서 압착콩기름 공급을 중단했다는 이야기도 들리더군요. 휴, 이러니 기후위기가 남의 말은 아니지요?

개구리가 깨어나는 시기인 경칩이 되려면 아직 한 달도 더 남았습니다. 그런데 개구리가 깨어날 것 같은 날씨에 개구리의 생사를 걱정하다가 팥 수확이 줄어 내가 먹을 식량이 점점 부족해진다는 걱정에, 식량난으로 동물 사료가 줄어드는 걱정까지 하게 되었네요. 변동 심한 날씨만큼 제 마음에도 위기가 찾아옵니다. 우리가 어떻게 해야 기후변화를 줄일 수 있을까요? 겨울이 되면 농사를 짓는 손은 쉬고 있지만 머리와 마음은 여러 가지 궁리로 바쁩니다. 그래도 봄이 되면 다시금 풍년을 기대하며 씨앗을 심을 겁니다. 작은 텃밭이지만 이래

봬도 농사꾼이니까요.

농사일이 없을 때는 수확해둔 작물로 이런저런 음식을 해 먹습니다. 겨울은 여유가 있는 시기이니 손이 많이 가는 음식에도 도전하지요. 이번에는 어릴 적 할머니가 해주셨던 떡을 만들었습니다. 텃밭에서 얻은 소중한 팥알들을 보니 오래전 기억이 모락모락 떠올라 꼭 만들어보고 싶더라고요.

할머니는 방앗간에 가지 않고 직접 떡을 만드셨습니다. 김이 솔솔 피어오르는 하얀 떡을 팥고물에 묻혀 제 입에 쏙 넣어주셨지요. 주걱으로 찹쌀을 으깨어서 만든 팥떡은 크기도 들쭉날쭉하고 찹쌀 덩어리가 그대로 씹히는데도 정말 맛있었습니다. 저는 팥을 썩 좋아하는 편은 아니에요. 그럼에도 불구하고 종종 팥으로 만든 음식을 찾게 됩니다. 추억 때문인지, 나이가 들어서인지, 팥 농사를 지어서 그런지, 그 이유는 잘 모르겠습니다. 하지만 좋아하지 않던 팥을 찾는 걸 보니 내 입맛이 변했구나 싶고, 그 생각을 하다 보니 내 입맛은 점점 변하지만 기후는 변하지 않았으면 하는 작은 바람을 가져봅니다.

엄마의 손맛 레시피

팥주걱떡

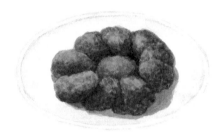

재료: 찹쌀, 팥, 소금, 설탕, 물

1. 찹쌀을 물에 불려둡니다.

2. 불려놓은 찹쌀을 물과 함께 밥솥에 넣고 밥을 짓습니다.

   엄마의 말 떡을 만들려면 진밥을 해야 합니다. 물양을 적게 하지 말고 조
   금 더 넣어주세요.

3. 밥을 짓는 동안 팥은 푹 삶아둡니다.

4. 삶아둔 팥에 소금과 설탕을 넣은 다음 방망이로 살짝 빻아서 팥
   고물을 만들어줍니다.

5. 찹쌀밥이 다 되면 소금을 넣고 주걱으로 으깨줍니다.

   엄마의 팁 밥알이 간간이 씹힐 수 있게 으깨주면 식감이 더 좋아요.

6. 마지막으로 으깬 찹쌀밥을 적당량 떼어내서 팥고물에 버무리면
   한입 가득 먹고 싶은 팥주걱떡 완성입니다.

혈액을 순환시키는
당귀

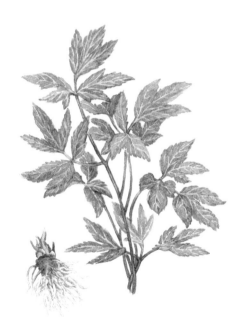

피를 보강해주고

혈액순환을 도와주며

타박상으로 인한 어혈을 풀어줍니다.

『우리 동네 한의사』 출간 후에 도서관, 교육지원청, 서점 등에서 강의 의뢰가 많이 들어왔었습니다. 한번은 강의 때 어떤 주제로 어떻게 진행해야 할지 고민을 하다가 기존 한의학 강의와는 다르게 하고 싶어서 '쌍화탕(雙和湯)'에 들어가는 한약재를 만지면서 하는 수업을 진행했습니다. '기와 혈을 모두 조화롭게 한다'는 쌍화탕의 이름처럼 서로서로 조화롭게 이야기를 나누고 싶었지만, 코로나 때문에 많은 사람이 모일 수도 없었고 마스크를 써야 해서 여러모로 아쉬운 상황이었습니다. 그래도 사람들은 열심히 강연을 들으면서 오감으로 약재를 대하려고 노력했습니다. 그중에는 약이 되는 식물 공부를 해보고 싶다며 적극적으로 강연에 참여하는 분도 있었습니다.

강연이 끝나고 수업 시간에 달였던 쌍화탕을 하나씩 드리는데, 어떤 분이 건물 밖에서 곧바로 쌍화탕을 맛보고 다시 돌아와서는 이렇게 물었습니다.

"한약이 왜 이리 맛있나요?"

탕약에 들어가는 약재에 관한 설명을 들은 뒤라서 쓴맛이 날 거라고 생각하신 모양입니다. 그런데 한약이라고 다 쓴 것만은 아닙니다. 쓴맛과 단맛, 새콤한 맛을 내도록 약재를 조화롭게 써서 환자에게 잘 맞는 약을 짓거든요. 그리고 이것이 한의사의 역할이고요.

쌍화탕에는 작약, 당귀, 황기, 계피 등 여러 가지 약재가 들어갑니다. 그런데 쌍화탕에 들어가는 약재 중에 당귀의 향을 맡으면 사람들은 하나같이 "아, 한의원에서 나는 향이 이거군요!"라고 말합니다. 당귀 잎도 향이 강한데, 뿌리에도 향을 내는 정유 성분이 많이 들어 있어서 바짝 말린 뒤에도 그 특유의 향이 사라지지 않고 강하게 남습니다. 그래서 쌍화탕에서 군약(君藥: 나라의 임금처럼 가장 중요한 약재)을 당귀라고 생각하기도 합니다. 그런데 사실 쌍화탕의 군약은 작약이에요. 근육을 풀어주는 효능이 있어서 주재료로 사용하지요. 그렇다면 쌍화탕에서 당귀는 어떤 역할을 할까요? 앞으로 당귀의 효능에 대해 얘기하겠지만, 먼저 언급하자면 당귀는 혈액순환을 돕고 쌍화탕의 맛과 향을 담당합니다.

당귀는 산형과(繖形科) 식물입니다. 산형의 '산(繖)' 자가 '우산'을 의미하는데요. 마치 꽃이 우산처럼 퍼져 나오는 형태의 식물이라는 뜻입니다. 한의사인 저도 꽃이 약재로 쓰이는 경우 말고는 책으로만 공부했는데, 텃밭에 당귀를 키우면서 직접 꽃을 보고는 '정말 우산을 뒤집어놓은 모양이네!' 하고 감탄이 나오더라고요. 산형과라고 이름 지을 만하다 싶었습니다. 산형과 식물은 보통 향이 강하다는 특징이 있는데, 당귀가 딱 그렇습니다. 약용 식물을 공부할 때 그 소속과를 알고 있으면 식물의 특성을 외우고 어림잡기 쉽습니다. 그러니 꽃이 우산처럼 피면 산형과를 떠올려주세요. 참, 산형과는 '미나리과'라고 불린다는 사실도 말씀드려요.

우리가 흔히 접할 수 있는 당귀는 일당귀와 토당귀(참당귀), 이렇게 두 가지입니다. 한의원에서는 이 두 종류 당귀의 뿌리를 사용하는데요. 빈혈이 있거나 월경 기간에 얼굴에 핏기가 없고 어지러움을 느끼는 환자에게는 '보혈(補血)', 즉 혈(血)을 보강해주는 일당귀를 처방합니다. 보혈만 생각할 때는 일당귀를 쓰지만, 보혈도 하면서 혈액순환이 필요하거나 타박상으로 인해 어혈을 풀어줘야 할 때는 토당귀를 사용합니다. 그렇다면 여러 가지 효능을 볼 수 있는 토당귀만 사용하면 되지 않느냐고 궁금해하실 수도 있는데요. 일당귀가 토당귀보다 맛이 순하다 보니 아이들 약에 많이 쓰이는 편이고, 쌍화탕을 만들 때도 더 달달한 맛을 돌게 만들어줍니다. 차로 마실 때도 일당귀를 쓰면 맛이 더 좋지요.

당귀 뿌리는 부위에 따라 쓰임이 다릅니다. 굵은 몸통은 '당귀신(當歸身)'이라고 하여 보혈에 사용하고, 가는 뿌리는 '당귀미(當歸尾)'라고 하여 혈행을 좋게 하고 어혈 제거의 목적으로 사용합니다. 보통 한의원에 보약을 지으러 오시는 분들 중 혈을 보강할 필요가 있으면 보혈 효과가 더 좋은 당귀신을 사용합니다. 또 교통사고 후 치료받으러 오시는 분들에게는 타박상과 어혈 치료를 목적으로 '당귀수산'이라는 탕약을 지어드리는데요. 여기에는 당귀미가 들어갑니다.

당귀 잎 역시 효능을 가지고 있습니다. 비록 『동의보감』에는 당귀 잎이 약용으로 쓰였다는 기록이 없지만, 후대에 비타민, 미네랄이 풍부하고 항산화 효과가 있다고 밝혀졌습니다. 또 당귀 잎에서 당귀 뿌리의 효능도 적게나마 찾을 수 있다고 합니다.

당귀의 뿌리부터 잎까지 그 효능에 대해 이야기하다 보니 모든 이에게 당귀가 명약일 것 같습니다. 하지만 당귀의 보혈 작용은 혈이 충분하고 열이 많은 사람에게는 오히려 부작용이 될 수 있고, 어혈을 제거하는 기능은 자궁을 수축할 수 있어서 임신 초기에는 피해야 합니다. 또 당귀에 있는 정유 성분으로 인해 변이 묽은 사람에게는 설사를 유발할 수도 있으니 주의하는 게 좋겠네요.

어느 날 엄마가 매해 농사짓던 밭에 새로운 시도를 해보고 싶으셨는지 제게 이렇게 물어보셨습니다.

"올해는 밭에 새로운 것 좀 심어볼까?"

"당귀 어때요? 전에 한 번 심었었죠?"

"뿌리 먹으려고? 잎 먹으려고? 잎 먹을 거면 씨를 뿌려도 되고."

"그때 당귀꽃 사진을 못 찍어놔서 아쉽더라고요. 이번에 심으면 어떻게 자라는지 더 자세히 지켜보고 싶어서요."

"꽃 보려고 키운다고? 그래! 한 귀퉁이에 심자."

"꽃도 보고 잎도 쌈으로 먹어야죠. 뿌리로 차도 만들고요."

"욕심도 많네. 그럼 좀 많이 심어야겠다."

일당귀는 씨앗을 쉽게 구할 수 있고 발아도 꽤 잘되는 편입니다. 시중에서는 일당귀를 '잎당귀'라고도 부르는데요. 그 이유는 쌈채소로 먹는 게 일당귀의 잎이기 때문입니다.

4월, 텃밭에 일당귀 씨를 뿌렸습니다. 날씨가 많이 따뜻해졌다 싶으니 싹이 꽤 많이 올라와 있더군요. 이때 조금 더 기다렸습니다. 그리고 먼저 자라는 잎부터 솎아 쌈으로 먹었지요. 5월의 봄볕을 받고 자란 당귀 잎은 향이 그윽해서 상추 위에 한 줄기 올려 먹으면 입안 가득 당귀 향이 퍼집니다. 쌈으로 드시려거든 5월에 마음껏 즐기세요. 6월이 되면 잎이 아주 강해지거든요.

당귀꽃이 피기 시작하면 입보다는 눈이 더 즐거워집니다. 꽃을 피우면 아름다워지느라 잎에도, 뿌리에도 영양분을 주지 않지요. 그래서 뿌리 수확은 꽃과 잎이 모두 지는 늦가을부터 시작하지만, 저는 게으른 농사꾼이기도 하여 겨울에 땅이 얼기 전에만 캐서 잘 말립니다. 만약 시기를 놓치면 봄이 되기 직전에 캐도 됩니다.

먹거리용 텃밭은 재미가 없습니다. 그래서 눈으로도 즐길 수 있게 텃밭을 일굽니다. 민들레, 딸기, 냉이, 배추 등에서 줄줄이 꽃이 피겠지만 올해는 좀 색다르게 생긴 당귀꽃 구경을 제대로 해볼 생각입니다. 욕심이 많아서 당귀 잎도 따서 먹고, 당귀 뿌리도 모조리 캐서 차로 만들고 말입니다.

요즘에 저는 대면 강의를 자주 합니다. 이제는 마스크를 벗어도 되니 약재 향을 제대로 맡을 수 있고, 쌍화탕을 맛보기도 하며 그 이름의 뜻처럼 서로 소감을 나눌 수 있어서 너무 기쁩니다. 겨울이 지나가고 이제 곧 봄이 옵니다. '마땅히 돌아온다'는 당귀(當歸) 이름처럼 코로나가 지나가고 봄이 왔으니 당귀를 심고 기뻐하는 한 해가 되기를 바랍니다.

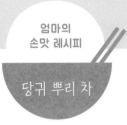

엄마의 손맛 레시피

당귀 뿌리 차

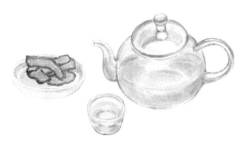

재료: 당귀 뿌리, 물

1. 당귀 뿌리를 깨끗이 씻어주세요.

2. 껍질을 벗기는 것이 쉽지 않으니, 흙이 있는 부분만 칼로 긁어냅니다.

3. 당귀 뿌리는 1센티미터 정도의 길이로 자릅니다.

4. 잘라둔 당귀 뿌리는 그늘에 말립니다.

5. 물을 끓여줍니다.

6. 건조된 당귀 뿌리 두세 조각을 컵에 넣고 뜨거운 물을 부어서 차를 우려주면 향긋한 당귀 뿌리 차 완성입니다.

> **엄마의 말** 당귀의 크기와 굵기는 제각각이니 개인의 취향에 맞게 넣어주세요. 물론 여러 번 우려먹어도 당귀 향이 은은하게 나서 좋답니다. 단, 많은 양을 오래 우려내고 찐하게 마시면 차가 아니라 약입니다. 약은 효능과 함께 부작용도 있으니 차로 즐겨주세요.

우리 집 텃밭 이야기

가을걷이 때 너무 바빠서 겨울까지 수확을 미루기도 하는 작물이 있습니다. 생강과에 속하는 울금이 바로 그런 작물이죠. 땅이 얼 만큼 춥지 않으면, 울금은 같은 과에 속하는 생강보다 추위를 더 잘 견딥니다.

울금처럼 추위를 잘 견디는 작물이 몇 안 되기에, 겨울에는 텃밭에 나갈 일이 없습니다. 그러나 집 안에서는 손이 바쁩니다. 콩과 식물을 갈무리하는 철이거든요. 거둬들였다고 끝이 아니라 건조하고 콩깍지를 까는 일까지 모두 손수 합니다. 조금 번거롭긴 하지만 몸에는 좋은 작물입니다.

마시는 눈 보호제, 결명자

'눈을 밝게 하는 씨앗'이라는 뜻의 결명자는 간기를 돕고 성질이 차서 간화(肝火)를 내려주는 역할을 합니다. 한의학에서 눈은 간과 연결이 되어 있습니다. 둘 다 오행의 '목(木)'에 해당합니다. 즉, 눈에 열기가 있는 증상을 치료한다고 생각하면 좋습니다. 하지만 차가운 성질이 있으므로 몸이 찬 사람에겐 좋지 않고, 이뇨 작용을 도와주어 혈압을 내려주는 효과가 있으니 평소 저혈압이 있는 분은 주의해야 합니다. 콩과 다르게 결명자의 꼬투리는 아주 길고 가늘게 생겼습니다. 조금만 비틀어도 후두둑 결명자가 떨어지지만, 혹여 한 톨이라도 남아 있을까 봐 다시 꼬투리를 열어 손으로 훑어냅니다. 씨가 아주 작아서 하나하나 고르다가 눈병이 날 것만 같습니다. 그런데 참 아이러니죠? 결명자는 눈에 좋잖아요! 『동의보감』에 "음력 10월 10일에 씨를 받아 백 일 동안 그늘에 말리고 약에 넣을 때는 약간 볶아서 사용한다"고 나와 있는데요. 내 몸에 약이 되도록, 얼른 결명자차 한잔 마셔야겠습니다.

땅속에서 얻은 혈액순환제, 울금

생강과에 속하는 울금은 활혈거어(活血祛瘀)라고 해서 피를 잘 돌게 하고 어혈을 제거하는 약으로 쓰입니다. 강황 역시 효능이 비슷한데요. 모양까지 비슷해서 그런지 많은 사람이 울금이라 하면 강황을 떠올립니다. 그러나 분명히 해둘 것은 울금과 강황이 다른 종류의 식물이고, 울금은 찬 성질, 강황은 따뜻한 성질을 가지고 있다는 것입니다. 울금은 생강보다 추위를 잘 견디는 작물이고, 겨울철에 줄기와 잎이 시든 뒤 채취를 해야 약성이 더 좋습니다. 겨울에 수확한 울금은 살짝 찐 다음 썰어서 말려주세요. 그러면 오래 보관할 수도 있고 요리에 넣기에도 좋습니다.

유기농 단백질 덩어리, 오리알태

콩과의 한 종류인 오리알태는 우리나라에서만 자라는 토종 콩입니다. 콩 자체가 단백질 덩어리인데, 발아 과정에서 비타민 C가 증가하기 때문에 몸에 참 좋습니다. 그래서 우리 집은 오리알태를 콩나물로 길러 먹습니다. 콩나물로 키우려면 조금이라도 썩은 부분이 있으면 안 됩니다. 그래서 마른 콩깍지를 일일이 깔 때 콩알을 고르고 또 고릅니다. 콩나물로 키운다고 해서 시루를 두고 1년 내내 길러 먹는 건 아닙니다. 하루에 최소 여섯 번 정도는 물을 줘야 하는 만큼 손이 많이 가기에, 주로 외부 활동이 많지 않은 겨울에만 주전자에서 키웁니다. 손수 키워서 콩나물 대가리는 살짝 딱딱하고 줄기도 질긴 편이지만, 콩부터 직접 키운 그야말로 유기농인지라 행복한 마음으로 꼭꼭 씹어 먹습니다.

다시, 봄

Spring

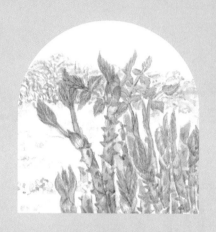

3월 냉이

4월 두릅

5월 민들레

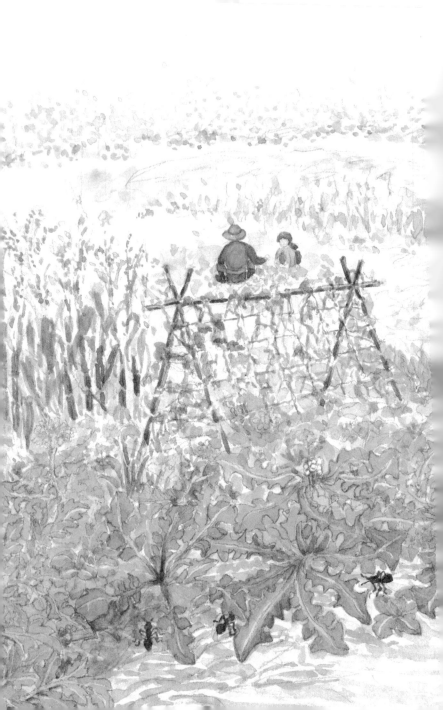

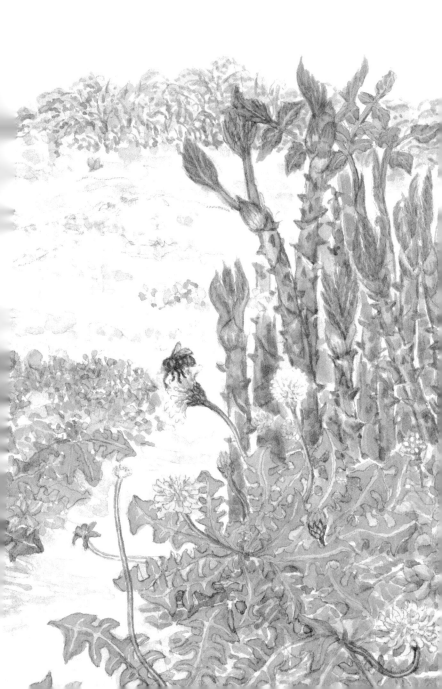

눈을 밝게 하는
냉이

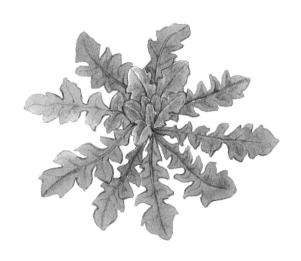

간 기능을 강화시키고

눈을 밝게 해주며

설사에도 도움을 줍니다.

첫째 아이가 중학교 입학을 앞두고 여러 안내문을 받아 왔습니다.

"교복도 사고, 이 서류에는 부모 동의를 받아야 하고……."

어떤 것이 필요한지 스스로 챙기는 아이를 보면서 '내 아이를 온실 속에서만 키우지는 않았구나' 싶어 뿌듯하면서도 한편으로는 걱정이 되기도 했습니다. 그때 엄마가 아파트 베란다에서 키우는 모종에 물을 주시면서 제게 말씀하셨습니다.

"모종 키울 때 키가 삐쭉 큰 것들은 밭에 옮겨 심으면 적

164

응을 잘 못하더라. 물을 가끔 주고 뿌리를 튼튼히 키운 모종이 더 잘 버티지."

중학교 입학을 앞두고 지레 아이를 걱정하는 제 마음이 엄마 눈에는 보였나 봅니다. 뿌리를 튼튼하게 키운 모종이 땅에 심었을 때도 잘 자란다는 말은 아이를 키우는 부모로서도, 밭을 일구는 농사꾼으로서도 크게 다가왔습니다.

온실에서 키운 식물은 키가 크고 잎에 윤기가 나지만 그 맛은 덜합니다. 반면 밖에서 추위를 견디면서 자란 식물은 독특한 맛이 납니다. 그러니 성장이 더디다고 속 태우지 말고 아이도, 식물도 스스로 잘 자라도록 그저 지켜보는 것이 부모의 일이겠지요.

3월, 추위를 견디고 밭에서 튼튼하게 자라서인지 이 시기에 자신의 존재를 뽐내는 식물이 있습니다. 봄에는 어김없이 생각나는 제철 음식, 바로 냉이입니다. 냉이는 나물로 무쳐도, 된장찌개에 넣어도 쌉싸름한 냉이 특유의 향이 온전히 살아 있어서 입맛을 돋우며 식욕을 끌어 올려줍니다. 그런데 한의학적으로 정말 그런 효능이 있을까요. 지금부터 냉이의 효능에 대해 한번 살펴보도록 하겠습니다.

냉이는 한의학에서 '제채(薺菜)' 혹은 '나이'라고 부르는데요. 『동의보감』에서는 제채에 대해 다음과 같이 나옵니다.

"성질이 따뜻하고 맛은 달며 독이 없다. 간기를 잘 통하게 하고 속을 조화롭게 하여 오장을 잘 통하게 한다."

추운 겨울을 지나 따뜻한 봄이 찾아오면 자주 피곤하고 졸리다고 하시는 분들이 많습니다. 계절의 변화를 몸이 따라가지 못해서 춘곤증이 오는 건데요. 『동의보감』에 나와 있듯 냉이에는 간의 기능을 강화시키는 효능이 있어서 춘곤증에 도움을 줍니다. 추운 겨울에도 죽지 않고 봄이면 제일 먼저 나오는 작물이니 더더욱 우리 몸을 정상적으로 돌아오도록 해주겠지요.

또한 냉이는 간 기능을 강화시키기 때문에 같은 오행배속인 눈에도 매우 좋습니다. 오행배속을 간단히 설명하자면 '오장(五臟)'인 간장, 심장, 비장, 폐장, 신장이 '오관(五官)'인 눈, 혀, 입, 코, 귀와 연결되어 있어서 서로 영향을 주는 것을 의미합니다. 의서에서 눈은 간(肝)의 관, 혀는 심(心)의 관, 입은 비(脾)의 관, 코는 폐(肺)의 관, 귀는 신(腎)의 관이라고 나와 있는 것처럼 말입니다.

냉이 종자는 한의학에서 '제채자'라고 불리는데요. 『동의보감』 외형편 눈 단방에는 제채자가 눈을 밝게 하는 효능이 있다고 기록되어 있습니다. 탕액편 채부에서도 비슷한 구절이 다음과 같이 나옵니다.

"밭이나 들판에서 나는데 추운 겨울에도 죽지 않는다. 삶아서 죽을 쑤어 먹으면 혈을 끌고 간으로 들어가 눈을 밝게 한다."

모니터나 휴대폰을 자주 보는 현대인들은 눈이 잘 지치곤 하는데요. 그럴 때 제채자를 먹어주면 좋습니다. 다만, 제채자라고 하는 것이 일반인들에게는 익숙지도 않고 구하기도 쉽지 않을 겁니다. 따라서 냉이 자체가 눈에 효험이 있다고 생각하면 될 것 같아요. 냉이만 열심히 먹어도 피로한 눈에 영양을 줄 수 있지요.

『동의보감』 내경편 대변 단방에는 제채의 또 다른 효능에 대해서도 기록되어 있습니다.

"적백리에 주로 쓴다. 뿌리와 잎을 태운 재를 가루 내어 미음에 타서 먹으면 효과가 아주 좋다."

여기서 '적백리'는 이질 같은 설사에 피가 같이 나오는 증상을 말합니다. 따라서 장염으로 인해 설사를 할 경우, 냉이를 넣어 죽을 만들어 먹으면 도움이 되겠지요. 그런데 봄을 느낄 수 있는 이 향긋한 냉이를 먹을 때도 주의할 점이 있습니다. 현대에 와서 밝혀진 바로는, 약리작용으로 냉이에 자궁 수축에 작용하는 옥시토신(Oxytocin)이 포함되어 있다고 합니다. 그러니 임신부들은 많이 먹지 않는 것이 좋겠지요.

봄을 맞이하는 이맘때, 냉이가 우리 몸이 원하는 보약인 것은 확실합니다. 그래서일까요. 여기저기 어느새 냉이 캐러 다니는 분들이 참 많습니다. 저희 텃밭에는 일부러 심지 않았는데도 여기저기 냉이가 자라 있어서 얼마나 고마운지 모릅니다. 저도 얼른 봄의 보약, 냉이를 캤습니다. 그런데 겨울 동

안 눈에 덮여 있기도 하고 얼마 전에 비가 와서 그런지 냉이
가 온통 흙투성이였습니다.

"완전히 깨끗하게 먹으려면 잎도 하나하나 떼어내고 뿌
리도 칼로 다 껍질을 벗기면 되는데, 그러면 또 음식 했을 때
냉이 느낌이 없어."

그러곤 엄마는 한 뿌리 한 뿌리 정성껏 다듬었습니다.
흙 속에 깊게 박혔던 긴 뿌리까지 모두 음식에 사용하고 싶었
던 모양입니다. 사실 이렇게 정성껏 다듬은 냉이 반찬이 밥상
에 오르면 꽤 신경 쓴 상차림 같아서 뿌듯하긴 합니다. 색깔
도 파릇파릇해서 보기에도 좋고요.

"근데 나물로 먹으면 냉이가 파릇파릇하니 색도 좋고
맛도 좋은데, 된장국으로 먹으면 까만빛이 돌아서 상큼함이
좀 줄어드는 것 같아."

"냉이를 익히면 색이 좀 변하는 것 같아. 그래도 냉이를
넣고 된장국을 만들면 초록빛은 덜해도 맛은 좋잖아."

정말 그렇습니다. 냉이는 된장국을 끓여도 자신의 존재
를 여지없이 드러내니까요. 그래서 냉이 캘 때는 힘들어도 봄
이 되면 또다시 냉이를 캐려고 밭으로 향하게 됩니다.

    향긋한 향으로 봄을 알리는 나물, 냉이는 각종 비타민이 많다고 하여 일부러 밭이나 하우스에서 재배하기도 하는데요. 텃밭 농사꾼들은 일부러 냉이를 키우지는 않습니다. 산이나 들에 자생하는 것을 캐기만 해도 먹기에 충분하거든요. 텃밭에 자생한 냉이를 캘 때는 다른 식물이 뿌리 내릴 자리에서만 캐고, 밭 경계나 길에 있는 냉이는 그냥 내버려둡니다. 6월쯤 하얀 냉이꽃이 피어나 바람에 흔들리는 모습을 보기 위해서지요.

    다시 3월, 농사꾼의 한 해가 시작되었습니다. 텃밭에 어떤 작물을 키울지 고민해야 할 시기입니다. 아직 어떤 작물을 키울지는 정하지 못했지만, 텃밭 곳곳에는 겨울을 견디고 봄이 왔다고 알려주려는 듯 냉이가 가득합니다. 제게 부지런히 움직이라고 재촉하는 것도 같아요. 날이 따뜻해지면 냉이가 질겨지니 그전에 조금 캐와서 향긋하고 구수한 냉이된장국 해 먹어야겠습니다. 조금 더 바빠지기 전에, 냉이된장국으로 춘곤증을 싹 물리치고 텃밭에 새로운 보약을 심으러 가야지요.

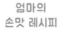

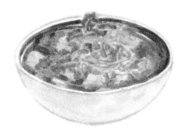

엄마의
손맛 레시피

냉이된장국

재료: 냉이, 무, 대파, 간 마늘, 국간장, 된장, 멸치, 물

1. 냉이를 다듬고 깨끗이 씻어둡니다.

  엄마의 말 냉이가 크다 싶으면 먹기 좋은 크기로 미리 잘라두어도 좋습니다.

2. 무는 약간만 채로 썰어두고, 대파도 썰어서 준비합니다.

3. 물에 멸치를 넣고 육수를 끓입니다.

4. 육수가 끓으면 된장을 풀어주고 다시 한번 푹 끓입니다.

5. 된장을 푼 육수에 무채를 먼저 넣은 다음 조금 후에 냉이, 대파,
간 마늘을 넣고 끓입니다.

  엄마의 말 냉이 향이 살아 있도록 대파와 간 마늘은 조금만 넣어주세요.

6. 국간장으로 간을 맞추고 한 번 더 끓이면 완성입니다.

관절염을 완화하는
두릅

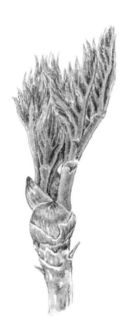

찬 기운을 막아주어서 감기약으로 쓰이며

통증을 줄이고 부종을 빼주어서

관절약으로도 쓰입니다.

할아버지 댁은 불고기로 유명한 언양이었습니다. 뒷마당에는 두릅나무가, 집 앞 창고 옆에는 가죽나무(참죽나물)가 자라고 있었지요. 할머니는 봄이면 두 나무에 올라오는 새순을 잘라 오일장에 내다 파셨는데요. 아주 어린 싹이 연하고 맛은 좋지만 시장에서는 어느 정도 커야 제값을 받기에, 작고 어린 순은 따로 담아두었다가 저희 집에 가져다주곤 하셨습니다. 엄마에게는 시어머니가 주시는 봄의 맛이었습니다.

　어느 날, 엄마가 제게 두릅을 권했습니다.

　"두릅 좀 먹어봐."

"어릴 때부터 먹어온 거지만 난 정말 적응이 안 돼."

"약이다 생각하고 억지로라도 먹어!"

어릴 적엔 부모님을 따라 두릅을 먹었지만, 사실 두릅의 쌉쌀한 맛은 삶의 쌉쌀함을 알게 된 나이에도 적응이 되지 않습니다. 단맛에는 중독되어도 쓴맛에 중독되는 사람이 있을까요. 비록 쌉쌀한 맛을 온전히 즐기지는 못하지만, 저도 엄마의 봄맛을 느낄 수 있게 됐습니다.

시집을 가니 경주에 있는 시댁에도 집 옆에 두릅나무가 있고, 밭에는 엄나무 한 그루가 있더군요. '할아버지 댁에 있던 두릅나무가 여기에도 있네!' 하는 생각에 반가웠습니다. 시부모님은 봄이면 두릅을 따서 제게 듬뿍 보내주셨습니다. 그러면 두릅을 끓는 물에 살짝 데치고 찬물에 헹구어 초고추장에 찍어 먹었습니다. 나물로 무치고 전도 부쳐 먹었지요. 엄나무 순으로는 장아찌도 담가두고요. 실컷 먹고도 남을 정도로 많은 양을 보내주셔서, 냉동실에 얼려두었다가 이 봄맛이 그리울 때 꺼내서 나물을 해 먹곤 했습니다. 이제는 봄에 두릅을 먹지 않고 지나가면 섭섭할 정도입니다.

그런데 두릅의 종류가 하나가 아니라는 것, 알고 있나요? 1미터 이상의 나무 끝에서 자라나는 자연산 두릅은 '참두릅'이라 하고, 땅에서 자라나는 두릅은 '땅두릅'이라 합니다. 또한 앞서 말한 두릅과는 조금 다른 식물이지만, 엄나무에서 자라는 '개두릅'도 있습니다.

이렇듯 두릅의 종류가 다양하지만 정작 마트에서 살 때는 어떤 게 나무에서 난 두릅이고 어떤 게 땅에서 난 두릅인지 알 수 없습니다. 아마도 맛이 비슷해서겠지요. 그렇다면 다른 두릅인데도 왜 맛이 비슷할까요? 두릅은 모두 오갈피과의 낙엽관목이기 때문입니다. 오갈피과에 속하는 식물은 비슷한 효능을 가지고 있습니다. 그것은 바로 관절통을 완화해 주는 효능이 있다는 거지요. 그러나 약간의 독성을 가지고 있어서 설사와 배탈을 유발하기도 합니다.

참두릅의 새순은 나무의 머리 부분에서 난다고 해서 '목두채(木頭菜)'라는 이름으로 불립니다. 보통 우리가 먹는 것이 두릅의 새순인 목두채이고, 약용으로 쓰이는 것은 줄기와 뿌리의 껍질 부분입니다. 한약명으로 '총목피'라고 하는데요. 총목피의 가시를 제거하고 말린 다음 관절염의 약으로 씁니다.

땅두릅은 늦가을이나 초겨울에 씨앗을 심으면 겨울을 견디고 난 뒤 땅에서 새순이 올라옵니다. 땅두릅의 새순은 나물로 먹고, 그 뿌리는 약재로 사용하는데요. 땅두릅 뿌리의 약재명은 '독활(獨活)', '홀로 활발히 살아나간다'라는 뜻을 가지고 있습니다. 여기에 '바람에 굴하지 않고'라는 말을 붙이면 그 효능을 기억하기에 매우 쉽습니다.

'독활은 바람에 굴하지 않고 홀로 활발히 살아나간다.'

독활은 바람이나 찬 기운이 몸에 들어오는 것을 막아주는 효능이 있어서 감기약에 들어가고, 통증을 줄이고 부종을 빼는 효능도 가지고 있어서 관절약에 꼭 들어가는 약재입니다.

두릅의 쓴맛은 아직도 적응이 안 되지만, 사 먹는 것보다는 직접 키운 두릅을 먹는 게 더 좋을 듯하여 저희 텃밭에도 땅두릅을 심어보았습니다. 그런데 발아율이 매우 낮더군요. 심지어 발아한 몇 포기마저 제대로 자라지 않았습니다.

사람은 무엇이든 직접 경험해보지 않으면 그 가치를 모르는 법입니다. 그래서인지 땅두릅을 키우는 데 실패하고 나니 어디를 가도 두릅만 눈에 들어왔습니다. 제멋대로 '남부 지방에서만 잘 자라는 거야'라며 자기 위안도 하고, 못내 아쉬워서 내년에는 모종을 뿌리나눔을 해서 심어야겠다고 마음도 먹었지요. 그러던 어느 날 이런 제 마음을 아셨는지 저희 텃밭 농장주분이 참두릅 한 움큼을 나누어주셨습니다. 농장주분은 참두릅을 키우고 계셨거든요. 제 손으로 키운 것은 아니지만 '두릅 먹을 복은 타고났나 보네! 먹을 복이 있으니, 두릅 잘 키우는 복도 내년에는 생기겠지!' 하면서 기쁘게 받아가지고 왔습니다. 그러자 엄마가 제게 말씀하셨습니다.

"두릅을 계속 먹고 싶으면 나무를 심을 수 있게 땅 좀 사!"

텃밭을 일구면서 엄마는 땅을 갖고 싶어 하셨거든요. 우리 땅에 직접 두릅부터 산딸기, 매실 등의 나무를 심고 싶으셨던 모양입니다.

"서울 근교에 농사지을 땅을?"

"그래! 그게 안 되면 내가 다시 고향에 가서 농사지어도 좋고."

아, 이런! 엄마가 고향에 내려가시면 우리 가족 식생활이 무너질 텐데, 그건 절대 안 될 일입니다.

"내가 어떻게 해서든 땅을 사볼게."

아직도 농사지을 땅은 사지 못했습니다. 그러나 두릅을 내 손으로 길러 먹기 위해서라도 얼른 서둘러야겠네요. 마음이 조급해집니다.

어릴 때는 엄마가 왜 이렇게 두릅을 억지로 주시나 했는데, 역시 엄마의 말은 틀린 게 없습니다. 두릅은 약이나 다름없습니다. 봄마다 드시는 두릅 덕분인지는 모르겠지만, 부모님 모두 아직까지 관절 걱정은 하지 않아도 될 만큼 건강하시거든요. 저 역시 두릅의 씁쓸한 맛을 즐길 정도는 아니지만, 지금은 봄이면 저절로 두릅을 찾아서 먹으니 관절 걱정은 안 해도 될 듯합니다.

이제 저는 봄이 되면 두릅을 찾아 먹는데, 엄마는 많이 안 드십니다. 입에서는 당기는데 막상 두릅을 먹으면 가끔 설사를 하신다네요. 어쩌면 저희 많이 먹으라는 엄마의 배려일지도 모르지만, 여하튼 상황으로 보면 두릅이 가진 약간의 독성이 엄마의 나이대에는 자극이 되나 봅니다.

어릴 적에는 엄마의 비법이 들어간 초고추장에 두릅을

찍어 먹으면서 이런 생각을 했습니다.

'이건 두릅의 맛으로 먹는 것이 아니라 초고추장의 새콤달콤 매콤한 맛으로 먹는 거야.'

그러고 보니 두릅은 데쳐서 먹기만 하면 되지만, 직접 만든 초고추장에 찍어 먹어야 제대로 된 맛을 느낄 수 있는 것 같습니다. 그럼 이제 저희 엄마의 비법이 담긴 초고추장에 두릅을 푹 찍어서 먹어볼까요.

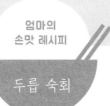

엄마의
손맛 레시피

두릅 숙회

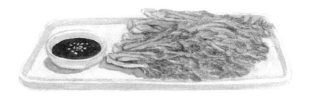

재료: 두릅, 식초, 고추장, 조청, 마늘즙, 통깨

1. 두릅을 다듬어줍니다.

2. 다듬어둔 두릅을 끓는 물에 살짝 데칩니다.

3. 고추장에 식초, 조청을 넣어서 초고추장을 만듭니다.

> **엄마의 팁** 초고추장의 맛은 어떤 고추장과 식초를 쓰느냐에 달려 있습니다. 장을 담그기 시작하면 음식의 새로운 장이 열린다는 말이 있잖아요. 직접 담근 고추장과 식초만 넣어도 초고추장은 정말 맛있습니다. 일반 고추장을 쓴다면 배즙을 추가해보세요. 식초의 새콤한 맛은 덜하고 더욱 촉촉해진답니다.

4. 먹기 직전에 마늘즙과 통깨를 초고추장에 넣어주세요. 풍미가 더 좋아집니다.

> **엄마의 말** 초고추장을 오래 보관하고 싶다면 마늘즙은 넣지 않는 게 좋습니다.

염증을 줄여주는
민들레

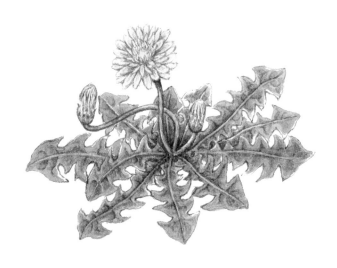

유방의 멍울과 유선염을 가라앉히고

항염증, 항바이러스 효과가 있어서

몸 전체를 건강하게 해줍니다.

길가에 한가득 피었던 개나리꽃, 목련꽃, 벚꽃 들이 조금씩 지고 있는 5월입니다. 하지만 저희 텃밭에는 배추꽃, 냉이꽃, 민들레꽃, 제비꽃 등 만개한 꽃이 가득합니다. 작물을 심으려고 땅을 일구었다면 흙과 채소로만 가득하겠지만, 저희 텃밭에는 꽃들도 기릅니다. 오늘따라 제비꽃 사이에 피어 있는 흰민들레와 노란민들레가 유독 눈에 들어오네요.

　이 시기쯤 되면 엄마가 꼭 하시는 말씀이 있습니다.

　"봄에 감기 걸리는 사람이 은근히 많아. 차가운 거 마시고 싶어도 꾹 참고, 따뜻한 차를 자주 마셔야 해!"

"그럼 난 민들레뿌리차 줘."

"웬일이야? 쓰다고 민들레잎은 잘 먹지도 않으면서 민들레뿌리차를 다 마신다고 하고?"

"어제 책에서 봤는데, 커피값이 비쌀 때 유럽에서는 가격이 싼 민들레를 볶아서 커피에 넣었대. 맛 구분이 어렵다던데, 진짜 그런가 느껴보려고."

"오호라, 커피 줄일 때 민들레뿌리차를 마시면 좋겠네."

엄마는 이때다 싶으셨는지 민들레뿌리차를 권하셨습니다. 가끔 엄마가 민들레뿌리차를 주셔도 선뜻 손이 가지 않았거든요. 차를 앞에 두기만 했는데도 입안에서 민들레의 쓴맛이 감도는 느낌이 든달까요. 아무튼 평소에는 감히 범접할 수가 없었는데, 그런 민들레가 커피의 대체품이라니요! 큰 발견을 한 것처럼 여겨지면서 친숙하게 다가왔습니다.

민들레는 한의학에서 '포공영(蒲公英)'이라고 불립니다. 이 이름에는 이야기가 하나 전해 내려옵니다. 포씨 성을 가진 부녀가 고기잡이를 하며 살았는데, 하루는 어떤 여자가 물에 뛰어드는 것을 보고 구조를 하게 되지요. 이야기를 들어보니 그 여인이 유방에 큰 멍울이 생겨서 고민 끝에 자살을 결심했다는 겁니다. 이를 딱하게 여긴 포씨 부녀는 약초를 캐서 그녀에게 먹였고, 그녀의 유방 멍울은 점차 줄어들었습니다. 종기가 완치되자 여인은 집으로 돌아가 이 약초를 심었고, 포씨 딸의 이름을 따서 포공영이라 부르게 되었다고 합니다.

이 설화를 통해서 우리는 민들레가 유방의 멍울에 효과가 좋다는 것을 알 수 있는데요. 『동의보감』 외형편 젖가슴 단방에는 민들레에 대해 다음과 같이 나옵니다.

"성질이 평하고 맛은 달며 독이 없다. 부인의 젖에 옹종이 생긴 데 주로 쓴다. 곳곳에 있다. 잎이 고거(고들빼기의 일종)와 비슷하고, 3~4월에 국화 같은 노란 꽃이 피며, 줄기와 잎을 따면 흰 즙이 나오는데, 사람들이 다 먹는다."

'부인의 옹종'은 유옹(乳癰), 지금의 '유선염'을 말합니다. 아이를 출산한 후 젖이 불어 터져 생기는 염증을 가라앉히는 데 민들레가 큰 역할을 하는 것이죠. 또한 민들레는 젖이 불었지만 나오지 않을 때도 유선을 통하게 하는 작용으로

186

쓰이기도 합니다.

민들레는 또 다른 이름을 가지고 있습니다. 땅에 꽃대가 올라와 있는 모습이 마치 땅에 정이 박힌 듯해서 '지정(地丁)'이라고도 불립니다. 땅속에 단단하게 박혀 있는 모습을 보니 어쩐지 민들레는 멸종이라는 단어와 어울리지 않아 보입니다. 오래오래 살아 있을 것만 같아요. 마치 민들레의 효능처럼 말입니다. 민들레는 항염증, 항바이러스 효과가 있어서 내 몸을 단단히 지키는 능력을 갖고 있거든요. 그러니 민들레를 먹으면 우리 몸을 건강하게 지킬 수 있을 겁니다.

민들레를 약재로 쓸 때는 뿌리를 포함한 전체를 사용합니다. 봄과 여름, 꽃이 피기 전이나 꽃이 지고 난 후에 채취한 민들레를 사용합니다. 모든 식물이 그렇지만, 꽃이 필 때는 꽃에 영양분을 주느라 잎과 뿌리가 약해지기 때문입니다. 그리고 꽃이 지고 나면 다시 뿌리가 튼튼해지고 잎에도 윤기가 더 흐르게 됩니다.

『동의보감』 내용을 보면 "사람들이 다 먹는다"라는 표현이 있지요? 그만큼 민들레가 버릴 것이 없는 약재라는 뜻일 겁니다. 꽃부터 줄기, 잎, 뿌리까지 모두 약으로 먹으니까

말입니다. 기록에 따르면, 민들레를 먹는 것뿐 아니라 외용약으로 짓찧어서 바른다고도 합니다. 그러나 현대에서는 위생상의 문제로 이용하지 않기에 자세한 설명은 하지 않고 넘어가겠습니다.

토종 민들레 뿌리에 항암 효과가 있다는 것은 이미 많이 알려진 사실인데요. 그래서일까요. 사람들이 너도나도 캐서인지 들에서 토종 민들레를 찾기가 쉽지 않습니다. 이쯤에서 어떤 민들레가 토종인지 궁금하지요? 길가 여기저기에서 볼 수 있는 민들레는 대부분 서양 민들레입니다. 계절과 상관없이 꽃이 피고 씨앗이 가벼워서 멀리 잘 날아가다 보니 번식력이 좋습니다. 정확하게 토종과 외래종을 구분하려면, 총포(꽃받침)를 확인하면 됩니다. 총포가 꽃을 감싸면서 위로 향해 있으면 토종이고, 총포가 뒤집혀 있으면 서양 민들레입니다. 흰민들레는 모두 토종이지만 노란민들레 중에서도 토종이 있어서 오로지 꽃색으로만 토종을 구분하는 건 어렵습니다.

민들레는 토종이든 외래종이든 모두 약효가 좋아 구분 없이 한약재로 유통됩니다. 하지만 조금 더 깨끗한 자리에서 자란 민들레가 몸에 더 좋은 것은 당연한 일이겠죠. 몸에 좋은 이 민들레를 차가 다니는 도로에서 채취해 드실 분은 없을 테니까요. 무엇보다 내 밥상에 오른 식재료가 어디서 어떻게 나는지 알고 먹으면 더 좋을 거예요. 저희 가족은 텃밭 한쪽에 토종 흰민들레를 키웠습니다. 가을에 씨가 맺히면 씨가 날아가지 않게 모아두었다가 봄에 심기를 여러 번 반복했더니, 몇 해가 지나자 민들레밭이 만들어지더라고요. 이렇듯 민들레는 여러해살이풀이라 한번 자리를 잡아 키우기 시작하면, 뿌리째 뽑지 않는 한 계속 그 자리에서 자라납니다.

민들레는 잎이 나올 때부터 꽃이 피기 전까지 식용으로 먹을 수 있습니다. 나물로 만들어 먹거나 즙으로 약용이 가능하지요. 우리 집은 이른 봄 민들레 잎이 처음 나올 때쯤에 머위잎, 취나물잎, 참나물 등과 함께 겉절이를 해 먹거나 봄비가 오는 날에 들풀 부침개를 만들어 먹습니다. 그냥 민들레 그 자체의 맛을 즐기려면 된장을 넣고 쌈을 싸 먹기도 합니다. 쌉쌀함이 있지만, 봄의 향을 느끼기 좋은 맛이지요. 잎이 크면 쓴맛이 강해지기 때문에, 어린잎일 때 겉절이를 해 먹고 그 후에는 잘 말려서 차로 마시기를 추천합니다.

민들레의 꽃으로도 차를 만들어 먹지만, 뿌리로 차를 만들어 먹어도 구수하고 좋습니다. 민들레꽃 구경을 실컷 한 후에 꽃이 지면 뿌리째 뽑아서 흙을 깨끗이 씻어줍니다. 그런 다음 뿌리를 얇게 썰고 프라이팬에 덖어서 보관해두면 언제든지 민들레뿌리차를 마실 수 있습니다. 저는 한 컵의 물에 민들레뿌리 네 조각 정도를 넣어서 마시는데요. 그 맛이 씁쓸하기도 하지만 구수해서 커피 대용으로 마십니다. 그런데 커피처럼 진한 색은 나오지 않으니 연하게 드시는 게 좋아요. 민들레는 맛이 쓰고 찬 성질을 가지고 있어서 오랫동안 많은 양을 복용하면 복통과 설사를 일으키니까요.

5월은 민들레의 어린잎으로 겉절이를 요리해 먹기 딱 좋은 시점입니다. 사실 요리랄 것도 없습니다. 민들레를 포함한 봄나물이 다 하는 음식이니까요. 봄에 나오는 갖가지 나물로 만든 겉절이로 진짜 봄맛을 느껴보시기를 바랍니다.

엄마의
손맛 레시피

민들레
겉절이

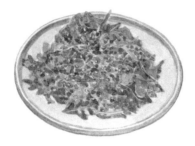

재료: 민들레, 참나물, 초벌 부추, 머위잎, 취나물잎, 고춧가루, 간장, 마늘, 식초, 깨소금, 참기름(또는 들기름)

1. 민들레, 참나물, 머위잎, 취나물잎을 다듬어서 씻어둡니다.

  엄마의 말 위의 나물 말고 보리순, 망초 등 다른 나물을 준비해도 좋아요.

2. 큰 볼에 고춧가루, 간장, 마늘, 식초, 깨소금, 참기름을 넣어서 겉절이 양념을 만듭니다.

3. 나물을 볼에 넣고 양념에 버무려주면, 봄맛 가득한 겉절이가 완성됩니다.

  엄마의 팁 겉절이 위에 민들레꽃 하나를 올려놓아도 좋아요. 보기만 해도 기분이 좋아진답니다.

초봄, 땅을 정리하기 위해 텃밭을 둘러봅니다. 무, 파, 시금치, 양파까지 모두 겨울을 잘 보내줘서 얼마나 고마운지요. 지난해 선물받았던 보약을 떠올려보니 더더욱 감개무량합니다. 그러나 그것도 잠시, 텃밭에 남아 있는 작물들을 모조리 캐내고 땅을 정리합니다. 거름도 뿌려주고 한숨 돌리면서 봄비를 기다리지요. 그런 다음 텃밭에 씨앗을 뿌리고 모종도 심었습니다.

돼지감자 편에서 농사꾼이 봄에 할 일에 대해 이야기한 적이 있는데요. 씨앗이 뿌리를 내리고 열매를 맺어 우리에게 오기까지 가장 중요한 게 무엇인지 생각해보니 이 시기를 잘 보내는 것이더라고요. 그래서 봄에 제가 텃밭을 어떻게 가꾸는지 순서대로 이야기해보려 합니다.

3월, 재배 계획과 땅 정리

매해 3월만 되면 가슴이 두근거리고 마음이 조급해지는데요. 이런 마음을 씨앗과 밭을 정리하면서 달래봅니다. 씨앗은 종묘상에서 돈을 주고 사기도 하지만, 자가채종(작물을 재배하면서 내년에 쓸 종자를 직접 생산하는 일)하거나, 다른 분들에게 나눔을 받기도 합니다. 이 많은 씨앗 중에 다음 해에 바로 쓰는 것도 있지만 2~3년 보관해도 발아율이 높은 종류도 있어서 미리 구분해둡니다. 이제 밭에 거름을 뿌리고, 비가 한 번 오면 이랑과 고랑을 만들고 구역별로 어떤 작물을 심을지 계획합니다. 내 작물의 그늘이 타인의 밭에 넘어가지 않도록, 배려하는 마음을 담아 덩굴식물과 옥수수 심을 위치를 잡아주는 것도 절대 잊으면 안 되는 일입니다.

우리 집
텃밭 이야기

4월, 씨앗 파종

기후 이상으로 냉해를 입기도 하지만, 4월은 대체로 뭐든 심어도 되는 날씨입니다. 씨앗을 점뿌림할지, 줄뿌림할지부터 고민해야 합니다. 자라면서 공간을 많이 차지하는 완두, 호박, 감자, 오이, 생강은 무조건 점뿌림해야 합니다. 반면 어린싹을 솎아서 먹을 수 있는 상추, 시금치, 당근은 줄뿌림해도 좋습니다. 땅이 넓다면, 흩뿌림을 하고 잎이 났을 때 솎아서 먹은 후 튼튼한 싹 몇 개를 남겨서 키워도 좋습니다. 그러면 솎아낼 때 뿌리가 다치지 않아 튼튼한 작물로 키울 수 있지요. 참, 씨앗을 뿌리기 전에는 물을 충분히 주고 씨앗을 뿌린 후에는 물을 조금씩 살살 줘야 합니다. 그렇지 않으면 씨앗이 모두 물에 떠내려가고 밀려서 한곳으로 모이게 되는 불상사가 일어납니다.

5월, 모종 심기

모종은 발아가 잘되는 흙을 이용해서 씨앗이 튼튼히 자랄 수 있게 만들어둔 것입니다. 이미 조금 자라 있으니 파종할 때보다는 조금 늦게 심습니다. 텃밭이 처음인 분이라면 모종 심는 걸 권장드립니다. 모종은 종묘상에서 쉽게 구할 수 있는데, 상추만 하더라도 3개 정도만 사면 넉넉히 먹을 수 있습니다. 4월부터 모종으로 심기 가능한 식물도 있지만 고추, 토마토, 오이 모종은 5월에 심으면 거의 실패하지 않습니다. 오이는 조금만 추워도 잎이 노랗게 변하면서 모종이 죽어버리거든요. 그러니 추울 일 없고 더울 일만 남은 5월에 심어주세요.

나가는 말

Epilogue

딸이 신문에 연재할 때, 매달 원고 마감일이 다가오면 "이번 달에는 뭘 쓸까?" 하면서 물어왔습니다. 그럼 저는 딸이랑 같이 밭에 나가서 "이거 어때?" 하고 물어봤지요. 딸과 이야기하면서 『동의보감』에 없는 것, 약에 가깝지 않은 것을 제외하고 고르고 골랐습니다. 그렇게 선택한 작물들 내용이 신문에 실렸는데, 나중에 보니 저희 텃밭 작물 중 반도 소개되지 못한 것 같습니다.

처음엔 글과 함께 제 요리법까지 소개한다고 하니 기겁을 했습니다. 밥만 해도 어떤 사람은 백미밥을, 또 어떤 사람은 현미밥을 좋아하는 것처럼 사람마다 취향이 모두 다른 것이 요리인데 말입니다. 간도 집집마다 달라서 요리책에 나오는 용량으로 하면 어떤 사람은 왜 이렇게 음식이 짜냐고 아우성을 칠 수도 있습니다. 사람의 혀에는 자신이 먹고 살아온 삶이 담겨 있다고 생각합니다. 그러니 혀의 감각은 평균이 없고, 입맛은 개별적 독자적 가치입니다. 만약 요리를 따라 하다가 맛이 없다 싶으면 '아, 이 가족은 건강한 맛으로 음식을 먹는구나' 여겨주세요.

텃밭 작물 키우는 법부터 음식 만드는 법, 요리를 먹는 법까지 이런저런 이야기를 나누다 보면, 어느새 딸이 뚝딱 글을 써서 제게 읽어달라고 가지고 옵니다. 그런데 딸은 책으로, 저는 몸으로 텃밭과 요리를 연구하다 보니 그 차이가 상당하더라고요. 그래서 그것을 좁히는 과정이 여러 차례 반복되었습니다.

우리 집 밥상에 오르는 음식이지만 요리법을 글로 쓰고 보니 너무 평범하다 싶은 것은 요리책을 참고하기도 했습니다. 그러다 보니 늘 차리던 밥상인데, 예쁜 그릇도 사용하고 음식을 담을 때 모양새도 신경 쓰고, 사진도 찍으면서 가족들이 더 좋아하는 모습을 볼 수 있었습니다.

그러던 어느 날, 딸이 『한의신문』에 실린 내용을 모아서 책으로 낸다고 했습니다. 다시 요리 사진을 찍어야 할지도 모른다고 해서 걱정이 태산이었죠. 그런데 사진 대신 장순일 작가님의 그림이 더해지니, 더 멋진 책이 된 것 같습니다. 너무 감사합니다.

이 책을 펴내며 감사의 인사를 전해야 할 분들이 있습니다. 우선, 경상북도 청도에서 약선요리를 하는 해심 김현숙 님의 도움이 컸습니다. 수년 동안 전통 간장, 된장, 고추장, 식초, 조청을 보내주시고 만드는 법을 제게 알려주시기도 했습니다. 그녀에게 자연 본연의 맛을 살리는 방법을 배웠습니다. 너무 감사합니다.

할머니가 키운 채소를 최고라고 생각하는 손자와 손녀, 고기 없이도 상추를 좋아하는 사위, 시래기 된장국을 좋아하는 딸 덕분에 텃밭 농사가 더 신났습니다. 고맙습니다.

고양시 도시농부 수업을 하며 텃밭지기를 하시는 '노루

뫼' 김재광 선생님과 '찬우물' 이상린 선생님께도 감사드립니다. 두 분 덕분에 땅을 살리면서도 건강한 먹거리 농사를 접할 수 있었습니다.

'텃밭정원 가치지음'의 안성선, 김선민 님께는 제가 너무나 생소했던 허브와 아름다운 꽃 키우기에 대해 도움을 받았습니다. 싫은 내색 없이 찬찬히 제가 이해할 수 있도록 설명해주셔서 감사합니다.

많은 사람의 도움을 받으며 사는 만큼, 내 건강이 허락하는 날까지 가족들의 건강한 밥상을 위해 텃밭에서 행복하게 살아나갈 것입니다.

엄마 김미옥

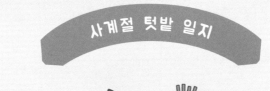

사계절 텃밭 일지

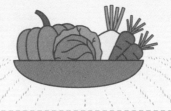

텃밭에 어떤 작물을 심느냐에 따라

우리 집 식탁이 달라져요.

건강한 사계절을 보내기 위해,

텃밭 일지 예시(200~203p)를 보며

직접 텃밭 일지(204~207p)를 작성해보세요.

사계절 텃밭 일지	3월	4월	5월
돼지감자			
쑥		채취	채취 (단오 전까지)
부추		수확 (봄 직파 시 가을 수확)	수확
냉이	채취	채취	
두릅		수확	수확
민들레	수확(잎)	수확(잎)	수확(잎)
완두	씨 뿌리기		수확
자소엽		모종 내기	모종심기
옥수수	모종내기	모종내기/모종심기	모종심기
도라지		씨 뿌리기	모종심기
땅콩		모종내기	모종심기
생강			씨생강심기
늙은 호박		모종내기	모종심기
팥			모종내기
당귀	모종내기	모종심기	수확(잎)

예시 저자 권해진·김미옥의 '사계절 텃밭 일지'를 공개합니다.
예시의 일지는 경기도 고양시 기준으로 작성되었습니다.

6월	7월	8월
수확	수확 (꽃피는 시기 제외)	수확
수확		
	수확	수확
	수확	수확
수확(호박잎)	수확(애호박)	
모종심기		
수확(잎)		

사계절 텃밭 일지	9월	10월	11월
돼지감자		수확	수확
쑥			
부추	수확	수확	수확
냉이			
두릅			
민들레			수확(뿌리)
완두			
자소엽	수확	수확	
옥수수			
도라지	다음 해 뿌리 수확		
땅콩		수확	
생강		수확	수확
늙은 호박		수확(늙은 호박)	수확(늙은 호박)
팥		수확	수확
당귀			수확(뿌리)

12월	1월	2월
수확		
수확(뿌리)		
수확		
수확(뿌리)		

사계절 텃밭 일지	3월	4월	5월

6월	7월	8월

사계절 텃밭 일지	9월	10월	11월

12월	1월	2월

그림작가 **장순일**은 대학교에서 서양화를 전공하고, 어린이책에 그림을 그린다.
쓰고 그린 책으로 『호미 아줌마랑 텃밭에 가요』 『직녀와 목화의 바느질 공방』이 있으며,
그린 책으로 『똥 선생님』 『여기는 텃밭 놀이터』 『이 풀도 먹는 거예요?』 등이 있다.

감수 이제원은 한방내과전문의이자 대구한의대학교 겸임교수, 대구 수성구한의사회
이사직을 맡고 있으며, 현재는 비엠한방내과한의원 대표원장으로 있다.

한의사 딸과 엄마가
텃밭에서 찾은 보약

초판 1쇄 펴낸날 2024년 4월 5일
초판 2쇄 펴낸날 2024년 5월 5일

지은이 권해진·김미옥
펴낸이 서상미
펴낸곳 책이라는신화

기획이사 배경진
책임편집 유혜림
그림 장순일   **감수** 이제원   **디자인** urbook
홍보 문수정 오수란   **관리** 이연희

출판등록 2021년 12월 22일(제2021-000188호)
주소 경기도 파주시 문발로 119, 304호(문발동)
전화 031-955-2024   **팩스** 031-955-2025
블로그 blog.naver.com/chaegira_22
포스트 post.naver.com/chaegira_22
인스타그램 @chaegira_22
유튜브 책이라는신화 채널
전자우편 chaegira_22@naver.com

ⓒ 권해진, 김미옥 2024
ISBN 979-11-987001-1-7 03510